河南省科学技术协会科普出版资助·科普

妇幼健康
至关重"药"

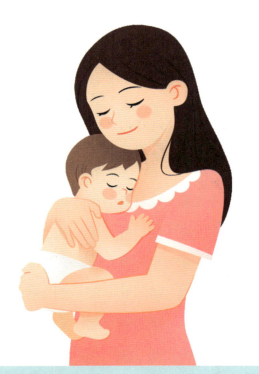

梁新亮　柴东燕 ◎ 主编

郑州大学出版社

图书在版编目(CIP)数据

妇幼健康 至关重"药" / 梁新亮,柴东燕主编.
郑州:郑州大学出版社,2024.8. -- ISBN 978-7-5773-
0589-9

Ⅰ. R710.5;R720.5

中国国家版本馆 CIP 数据核字第 2024F0A049 号

妇幼健康 至关重"药"
FUYOU JIANKANG ZHIGUAN ZHONG "YAO"

策划编辑	张 霞		封面设计	王 微
责任编辑	张 霞 何鹏斌		版式设计	王 微
责任校对	张 楠		责任监制	李瑞卿

出版发行	郑州大学出版社		地 址	郑州市大学路 40 号(450052)
出 版 人	卢纪富		网 址	http://www.zzup.cn
经 销	全国新华书店		发行电话	0371-66966070
印 刷	河南瑞之光印刷股份有限公司			
开 本	710 mm×1 010 mm 1／16			
印 张	9.5		字 数	152 千字
版 次	2024 年 8 月第 1 版		印 次	2024 年 8 月第 1 次印刷

书 号	ISBN 978-7-5773-0589-9		定 价	68.00 元

编委名单

❖⋯ 前　言 ⋯❖

　　妇幼健康不仅是每个家庭幸福的基石,也是社会和谐与稳定的重要保障。随着时代的进步和医学科技的不断发展,人们对于妇幼健康的认知也在不断更新和提升。因此,我们精心策划并编写了《妇幼健康　至关重"药"》科普书,为广大读者提供更新、更全面的妇幼健康知识和药物应用指南。

　　本书内容涵盖了孕期、哺乳期、儿科、妇科及家庭常见用药指导,重点强调药物使用的合理性和风险性。书中创新地设置"药师提醒"框,旨在帮助您快速获得常见问题的答案,同时提醒您在使用药物时务必谨慎,并遵循医生的建议和处方。为了确保本书的科学性和权威性,我们组建了临床妇幼专家和药学专家的编写团队,他们拥有丰富的临床经验和深厚的药学知识,通过深入浅出的语言,将复杂的医学知识和药学原理讲解得清晰易懂,帮助您树立正确的用药观念,掌握合理的用药方法,提升科学用药意识和素养,更好地保障妇女儿童的健康权益。

　　我们希望本书能成为您在妇幼健康领域的得力助手,陪伴您度过愉快的阅读时光。愿您在阅读中收获知识、收获健康!

编　者

2024 年 5 月

目 录

▶ **第三部分　儿科用药** ◀

第一部分

孕期用药

一、孕期如何补充叶酸？

（一）孕期为什么需要补充叶酸？

在我国，备孕妇女及准妈妈可以免费领取叶酸补充剂，国外一些国家甚至将叶酸添加至面粉中，以保障充足的叶酸摄入。为什么各个国家这么积极地给大家补充叶酸呢？别看叶酸小小一片不起眼，但却是降低婴儿神经管缺陷（如脊柱裂、无脑儿）的风险、提高整体人口出生质量的"大功臣"。

叶酸是一种水溶性维生素，虽然广泛存在于天然食物中，但天然食物中的叶酸稳定性不高、吸收率较低，因此推荐孕期额外服用叶酸补充剂。

（二）孕期每日应服用多大剂量叶酸？

对于大多数女性来说，建议备孕提前 1～3 个月开始每天服用叶酸 0.4 mg，持续整个孕期，若母乳喂养，则至整个哺乳期；对于孕期中高风险人群，建议增加叶酸剂量，具体如下表 1-1。

表 1-1　孕期中高风险人群叶酸补充推荐

风险人群		孕前 3 个月	孕 0～12 周	孕 13 周以后	哺乳期
高风险	夫妻任意一方患有神经管缺陷，或夫妻任意一方一级亲属（父母、子女、亲兄弟姐妹）有神经管缺陷病史	4 mg	4 mg	0.4 mg	0.4 mg
中风险	夫妻任意一方二级、三级亲属患有神经管缺陷	1 mg	1 mg	0.4 mg	0.4 mg
	正在使用卡马西平、丙戊酸	1～4 mg	1～4 mg	0.4 mg	0.4 mg

续表1-1

中风险人群		孕前3个月	孕0~12周	孕13周以后	哺乳期
中风险	正在服用降低叶酸活性或利用度的药物（甲氧苄啶、复方磺胺甲噁唑、柳氮磺吡啶）	1 mg	1 mg	0.4 mg	0.4 mg
	胃肠道吸收不良、晚期肝病、透析、酗酒	1 mg	1 mg	0.4 mg	0.4 mg
	妊娠前发现糖尿病	1 mg	1 mg	0.4 mg	0.4 mg

我国目前没有4 mg和1 mg的叶酸制剂，可以在医生指导下，酌情用5 mg和0.8 mg的叶酸替代。如果没有提前备孕补充叶酸，建议从发现妊娠起开始补充叶酸，低危人群每日叶酸不宜超过0.8 mg。

（三）我需要选择活性叶酸吗？

叶酸分为二氢叶酸（普通叶酸）和四氢叶酸（活性叶酸），大多数人选择二氢叶酸就行。

二氢叶酸容易吸收且稳定性好，价格经济实惠。缺点是本身没有活性，需要在体内经过"酶"多步代谢才能转变为具有活性的四氢叶酸。人体中有各种各样的酶，催化体内不同的生化反应。有的人酶活性不足，比如携带 MTHFR677 *TT* 基因突变，或服用了抑制酶活性的药物，会导致二氢叶酸的活化能力下降。

四氢叶酸本身具有活性，可以不经酶活化直接就能发挥作用，但缺点是价格较昂贵。可以结合自身情况，必要时咨询专业人士再做选择。

药师提醒

1. 叶酸可以降低神经管缺陷婴儿的出生率。

2. 大多数女性备孕、孕期、哺乳期选择普通叶酸即可，通常为每天0.4 mg；如果为中高风险人群，应酌情增加剂量、延长疗程。

二、孕妇没有腿抽筋还需要补钙吗?

(一)孕期为什么需要补钙?

钙是胎儿骨骼及牙齿发育的原料,还可以降低妊娠高血压和子痫前期的风险,即使没有出现腿抽筋的症状,也推荐孕妇每天摄入 1 g 左右的钙供自身和胎儿使用。

钙的食物来源有奶制品、豆制品、坚果、蔬菜等,比如一盒 250 mL 的纯牛奶约含钙 300 mg,是优质的钙来源。但对于大多数中国人来说,奶制品的摄入往往不足,仅靠膳食摄入的钙常常无法满足孕妇和胎儿所需,因此还需要额外摄入钙补充剂。

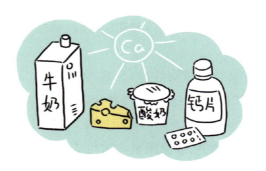

(二)孕期钙摄入不足会怎么样?

整个孕期,胎儿骨骼发育大约需要 30 g 钙。成年人体内有大量的钙储备(1~2 kg),主要存在于骨骼。如果每日钙摄入不足,孕妇体内会释放信号,动员孕妈妈骨骼贡献出钙,优先满足胎儿生长发育需求。而孕妇自身由于钙的流失,则可能会出现腿疼、腿抽筋、骨质疏松,甚至导致子痫前期风险增加。因此孕妇补钙既是为了宝宝健康,更是为了自己健康!

（三）孕期怎么补钙？

对于膳食缺乏奶制品、豆制品、坚果、蔬菜的孕妇，每日需要补充 1000 ~ 1500 mg 钙剂；孕妇如果经常摄入上述富含钙的食物，则每日补充 600 mg 钙剂即可。

维生素 D 是钙的好搭档，可以促进钙的吸收、助力骨骼健康，补钙的同时注意维生素 D 的补充可以起到事半功倍的效果。晒太阳、合理膳食、服用维生素 D 补充剂都可以补充维生素 D。但是晒太阳对于北方地区、冬季、阴雨天等情况效果有限；而食物中维生素 D 的含量通常较少，日常吃饭难以保证足量。因此，补充维生素 D 的主要途径就是服用维生素 D 补充剂，每日 400 ~ 800 IU 是较常使用的剂量，没有禁忌证的情况下，可以从出生补到老。

药师提醒

1. 孕期补钙可以降低妊娠高血压和子痫前期风险。

2. 对于大多数中国孕妇，食补往往无法提供充足的钙，建议每天额外摄入钙剂不少于 600 mg。

3. 补钙的同时还要注意维生素 D 的补充。

三、孕妇有必要补充 DHA 吗？

(一)购买 DHA 是交智商税吗？

DHA 全名叫作二十二碳六烯酸，是一种长链 ω-3 脂肪酸，属于多不饱和脂肪酸家族，存在于鱼类、甲壳类、软体动物等食物中。有研究发现，DHA 在孕晚期会被快速发育的脑和视网膜优先吸收，对神经发育有潜在积极作用。但 DHA 与神经发育的关系较为复杂，目前的研究还不足以支持孕妇补充 DHA 会使宝宝变聪明这一结论，寄希望于补充 DHA 提高宝宝智力并不靠谱。但 DHA 可以降低早产和后代哮喘风险，因此推荐孕妇摄入一定量的 DHA。

(二)如何补充 DHA？

推荐孕妇每日摄入 DHA 量不少 200 mg，可以通过每周食用 2 ~ 3 餐富含 DHA 且低汞的海洋食材补充。文献报道这类食材包括牡蛎、凤尾鱼、鲑鱼、沙丁鱼、鲷鱼、大西洋鲱鱼、大西洋鲭鱼等。为什么要强调低汞呢？这是因为孕妇暴露于高水平的汞会造成胎儿脑损伤，甚至出现严重神经系统缺陷，比如失明、耳聋和脑瘫。而鱼类中多含有汞，越是处于食物链顶端的鱼类（如鲨鱼、大耳马鲛、方头鱼、大眼金枪鱼等），汞含量越高，且无法通过烹饪清除，孕妇不宜食用。

DHA 补充剂和鱼油补充剂主要来源为藻类和小型鱼类，且经过提纯，几乎不含汞，孕妇服用安全性较高，可以根据条件选择合适的补充方式。

🩹 药师提醒

1. DHA 可以降低宝宝早产和哮喘风险，但没有证据表明它会让宝宝更聪明。

2. 通过食用低汞海鱼或 DHA 补充剂可以补充 DHA。

四、孕期如何补铁?

(一)孕期需要多少铁?

孕期胎儿发育、胎盘发育、孕妇自身红细胞增加都导致铁需求量增加,孕晚期尤其容易出现缺铁,一般孕期每天至少需要摄入 30 mg 左右的铁元素。如果怀的是多胞胎,那么铁的需求量会更大。孕妇缺铁可能会导致胎膜早破、感染、胎儿缺氧、生长受限、死胎等。

(二)吃什么能补铁?

许多食物中都含有铁。肉类如畜肉、禽肉,以及海产品中含有血红素铁,在体内的利用度高,是食补的优质选择。而蔬菜、水果中的铁是非血红素铁,在体内的利用度不高,比如枣,补铁效果有限。但许多水果和蔬菜富含维生素 C,可以促进铁的吸收,因此在吃饭时要注意荤素搭配!

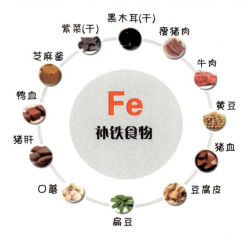

(三)单靠饮食补铁够吗?

人每日吃肉不宜过多,如果只靠吃肉补铁无法满足需求,比如一个孕妇需要每天吃 1 kg 牛肉才能达到每日所需铁量 30 mg。蔬菜虽然推荐孕妇多吃,但是补铁能力有限。食补不足或已经诊断为缺铁性贫血的孕妇,每天还需要额外补充铁剂。

(四)使用铁剂需要注意什么?

口服铁剂有硫酸亚铁、富马酸亚铁、琥珀酸亚铁、多糖铁复合物、蛋白琥珀酸铁等。奶、茶、咖啡、谷物、膳食纤维等会阻碍铁的吸收,维生素 C 能够促进铁吸收,建议餐前 1 小时配合维生素 C 服用铁剂。

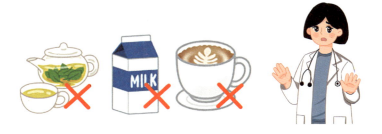

口服铁剂的主要不良反应有恶心、口腔金属味、胃部不适、腹泻、便秘、大便发黑等。如果出现恶心、腹胀等胃肠道反应,可以在医生和药师指导下,延长服药间隔,或者更换为铁含量更低的铁剂,也可以将铁剂调整至餐后半小时服用(但是可能会影响铁的吸收)。铁剂还可能导致大便发黑,这是由铁本身的颜色导致的,需要与消化道出血区分,如果不放心可以去医院就诊。

不能耐受口服补铁,或者口服补铁不能满足需求的孕妇,也可以通过静脉打针来补铁,但是静脉补铁有过敏的风险,需要谨慎。严重贫血的孕妇可能需要输血。

药师提醒

1.孕中晚期应注意补铁,吃枣补铁效果有限,畜肉、禽肉、海产品补铁效果更好。

2.食补不能满足的孕妇可以服用铁剂,餐前 1 小时配合维生素 C 同服效果更好。

五、孕吐怎么缓解？

（一）为什么会出现孕吐？

孕吐又叫做妊娠期恶心呕吐，是许多人眼中怀孕的首发"症状"。事实上，确实有多达90%的孕妇在孕早期会出现恶心、食欲欠佳、呕吐的症状，通常发生于孕5~6周，到孕16~18周缓解。这是由孕早期激素水平变化、胃肠动力异常等原因导致的。

（二）孕吐有危害吗？

轻度的恶心呕吐对孕妇和胎儿健康影响不大。研究表明，有这些症状的人反而自然流产率更低。而如果出现严重的恶心呕吐，可能会导致孕妇出现低血压、电解质异常，若持续不缓解，还会因为营养摄入不足影响胎儿发育。

（三）怎么缓解孕吐？

当症状以恶心为主，可以通过调整饮食、环境、作息等改善，比如少食多餐，清淡饮食，避免一次性大量饮水，睡前不宜过饱等。姜有缓解恶心的功效，可以适当食用姜制食物、饮品。如果上述方法都无法缓解恶心，可以尝试使用维生素 B_6，每次 10~25 mg，每 6~8 小时可按需加用 1 次，它的安全性好，副作用也极小。

当已经出现较为严重的呕吐，但没有脱水等症状，可以加用苯海拉明、异丙嗪、甲氧氯普胺、昂丹司琼等药物。这些药会有一些副作用，苯海拉明可能会导致头晕、口干、便秘；使用异丙嗪则可能出现镇静；使用甲氧氯普胺可能会引起身体不自主运动、震颤等；昂丹司琼可能会导致心律失常。

若出现了持续性呕吐伴严重的脱水（如心率过快、排尿次数和尿量减少、头晕、明显的疲乏），需要通过输液来补充液体和电解质、维生素、微量元素等,并且给予静脉应用的止吐药物。抗酸药如铝碳酸镁、抑酸药西咪替丁,质子泵抑制剂如兰索拉唑、奥美拉唑等可以作为辅助治疗药物缓解烧心、反酸。

🏥 药师提醒

1. 孕早期恶心、呕吐常见,可以通过改善作息、饮食调节缓解。

2. 维生素 B_6 可以缓解恶心症状,苯海拉明、异丙嗪、甲氧氯普胺等可以缓解呕吐症状。

3. 如果已经出现呕吐导致的脱水,需要补充液体和电解质并尽早就医。

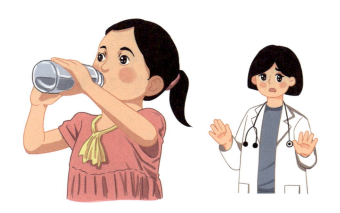

六、孕期便秘如何缓解？

许多人都饱受便秘的煎熬，而孕妇由于激素水平变化、子宫压迫结肠、运动量下降等，更容易出现便秘的症状。据统计，在整个孕期及产后 6 ~ 12 周，便秘的发生率高达 16% ~ 39%。

便秘的主要症状包括大便过硬、大便过少、排便困难、1 周排便少于 3 次，出现以上症状提示可能出现便秘。怀孕和便秘可导致或加重原有的痔疮症状，导致瘙痒、不适、出血，30% ~ 40% 的孕妇和产后女性存在痔疮症状。

出现便秘后，应首先通过非药物方式干预，增加膳食纤维（如蔬菜、麸质、全麦、谷物、豆类、根茎类、果皮等食物）的摄入，增加饮水量，适当运动。如果效果不好，可以辅以药物治疗。尽量选择不会吸收或较少吸收的膨胀类轻泻剂，以减少药物吸收入血损害胎儿健康，这类药物有甲基纤维素、乳果糖等。不建议使用蓖麻油和矿物油，蓖麻油会引起局部收缩和刺激，矿物油则可能影响脂溶性维生素吸收。

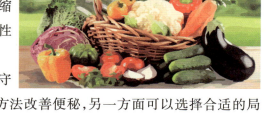

如果出现了痔疮，以内科保守治疗为主，一方面可以尝试上述方法改善便秘，另一方面可以选择合适的局部药物缓解不适症状。

🔲 药师提醒

1. 孕期便秘首选食疗，增加蔬菜、水果、全谷物等食物摄入。

2. 药物可选择纤维素类或乳果糖，不宜使用蓖麻油和矿物油。

七、怎么判断药品孕期使用是否安全?

　　孕妇时常会担心药物对宝宝造成影响,许多孕妇会选择上网查询药品的安全性,但是网络上的信息量太大,普通老百姓未必能在信息的海洋中鉴别出正确答案。那么,有没有什么办法可以自己判断药物的安全性呢?

(一)什么是妊娠字母分类系统?

　　1979 年美国食品药品监督管理局建立了妊娠字母分类系统,用 A、B、C、D、X 5 个字母代表不同的药物安全性(表 1-2)。这种分类法简单、直观,是许多人都在用的妊娠期用药安全分类法。

表 1-2　美国食品药品监督管理局药物妊娠字母分类系统

分级	定义	应用原则
A	对孕妇进行充分良好的对照研究未证实孕早期胎儿风险(也没有证据表明在此后有胎儿风险)	安全
B	动物生殖研究未证实胚胎风险,也未在孕妇中开展充分良好的对照研究,或动物研究证明有风险,但未在孕妇中开展孕早期充分良好的对照研究(也没有证据表明在此后有胎儿风险)	较安全
C	动物生殖研究中显示对胚胎有不良影响,未在人类中开展充分良好的对照研究,或未开展动物研究和人类充分良好的对照研究	权衡利弊,获益可能大于风险
D	根据调查研究或市场经验或人类研究的不良反应数据显示有胎儿风险的阳性证据	权衡利弊,获益可能大于风险

续表1-2

分级	定义	应用原则
X	动物或人类研究证实可导致胚胎异常，或基于调查研究或市场经验的不良反应数据显示有胎儿风险的阳性证据，或两者兼有	风险超过任何获益

（二）怎么看药品说明书？

　　许多药品说明书都有"孕妇及哺乳期妇女用药"一栏。这一栏详细叙述了药品在妊娠期的安全性，包括已经开展的动物、人类研究，可能的风险以及孕妇用药建议。一些药物没有"孕妇及哺乳期妇女用药"栏目的，大家可以查看说明书中警示语、"不良反应""禁忌""注意事项"等内容来做判断。

　　如果有替代选择，孕期应避免使用"孕妇及哺乳期妇女用药""不良反应""禁忌""注意事项"栏写有"尚不明确"4个字的药物。"尚不明确"不代表没有危害性，而是没有进行充分的论证，孕妇使用这类药物的安全性无法得到充分保障。

药师提醒

　　1.孕期用药应仔细查看药品说明书中"孕妇及哺乳期妇女用药"等内容。

　　2.避免使用禁忌证或不良反应尚不明确的药物。

八、孕妇可以用哪些抗菌药？

许多人家里都备有抗菌药物，喉咙痛、发热时来 1 片，谓之"消炎"。其实这种做法是盲目的。抗菌药物只对细菌感染有效，而我们常见的感冒、喉咙痛、流清鼻涕多为病毒感染，使用抗菌药物不仅无效，还有可能出现药物导致的不良反应。尤其是孕妇，不可随意使用抗菌药物，经医生诊断为细菌和真菌感染确实需要抗感染治疗时，才能使用。

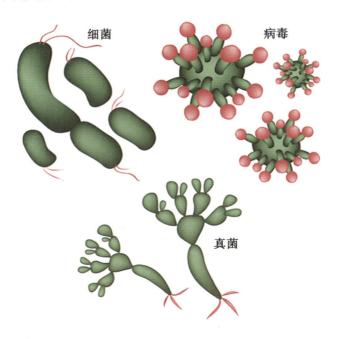

头孢类（如头孢氨苄、头孢克洛、头孢克肟）、青霉素类（如青霉素、阿莫西林、氨苄西林）、阿奇霉素、红霉素、磷霉素氨丁三醇、呋喃妥因（孕后期及胎儿足月时不应使用）等药物是较为安全的孕期可用抗菌药物，经过长期的临床应用观察，尚未发现对孕妇和胎儿有明确危害。在有明确适应证时，可以由医生开具使用。

喹诺酮类如左氧氟沙星、环丙沙星，以及其他类药物如克拉霉素、氟康唑、伊曲康唑、替硝唑、磺胺类、利福平等在动物研究中显示出毒性，一般不作为孕妇抗感染治疗的首选方案。但如果经医生评估确有需要，孕期也可谨慎选用。

四环素类如四环素、多西环素、米诺环素，以及氨基糖苷类如阿米卡星、庆大霉素等已证实对胎儿有害，如非必须，孕期一般不选用。

➕药师提醒

1. 抗菌药物可以杀灭或抑制细菌，但对病毒导致的感冒症状无效。

2. 青霉素类、头孢类、阿奇霉素等药物在孕期使用较为安全。

3. 喹诺酮类、四环素类、氨基糖苷类等药物对胎儿有害，孕期使用前须经过医生充分评估利弊。

九、孕期感冒可以吃感冒药吗？

（一）普通感冒怎么办？

普通感冒是一种轻微的疾病，即使不用药物治疗通常也可以痊愈。但是感冒的症状往往很恼人，可表现为流鼻涕、咳嗽、低热、咽痛、头痛等，影响日常生活和工作，一些药物可以帮助孕妇缓解感冒引起的不适症状。

复方感冒药中含有多种成分，多一种成分就多一分风险，如果需要对症治疗建议优先选择下列单一成分的药品。

如果希望改善感冒引起的发热和头痛，可以使用对乙酰氨基酚，不宜使用布洛芬，这是因为孕期尤其是孕晚期使用布洛芬可能导致胎儿心脏结构异常；如果希望缓解鼻塞，可以使用生理盐水洗鼻或色苷酸钠滴鼻剂；如果咳嗽严重，且已经过了孕期前3个月，也可以使用愈创甘油醚。

（二）流感怎么办？

如果得了流感，可表现为高热、肌肉酸疼等，流感病毒抗原、核酸检测结果可为阳性。不同于普通感冒，流感是导致孕妇和胎儿严重疾病甚至死亡的危险因素。确诊或高度疑似流感的孕妇，除了可以使用上述缓解症状的药物，还应尽早使用抗流感病毒药，首选奥司他韦，其次还可选择帕拉米韦（目前仅有静脉制剂）、扎那米韦（目前仅有吸入制剂，不推荐用于哮喘或者慢性阻塞性肺病）。这类药可以抑制病毒释放，缩短流感病程，降低自身和宝宝因流感而出现严重健康问题的风险。不建议使用玛巴洛沙韦，是因为这个药上市时间不久，在治疗孕妇流感中的疗效和安全性还没有得到充分的评估，不建议孕妇当"小白鼠""为科学献身"，新药、贵药未必就是适合孕妇的良药。

孕期感冒可选药物见表1-3。

表1-3 孕妇感冒可选药物

	普通感冒	流感
头痛	对乙酰氨基酚	
喉咙痛		
发热		
鼻塞	生理盐水洗鼻、色苷酸钠滴鼻剂	
咳嗽	愈创甘油醚（孕期头3个月不推荐）	
抗病毒	无须常规使用抗病毒药	奥司他韦、帕拉米韦、扎那米韦

🔲 药师提醒

1.孕期普通感冒对症治疗推荐首选单一成分的药品而非复方感冒药。

2.孕期流感应尽早使用奥司他韦,还可选择帕拉米韦、扎那米韦。

十、孕期血压升高没症状需要处理吗？

（一）孕期血压升高有什么危害？

提到血压升高，许多人并不重视，认为它没有症状，是一种常见的慢性病。但殊不知，孕期碰到血压升高，可能会出现胎盘早剥、胎儿生长发育迟缓等情况，严重的如子痫前期、子痫，还会导致孕产妇和胎儿死亡。因此孕妇一定要按时去做产检，一旦发现血压升高，应该尽早就医治疗。

（二）孕期血压升高是什么原因？

孕期血压升高常见于以下 4 种情况。

1. 慢性高血压

妊娠 20 周前起病。

2. 妊娠期高血压

一般在妊娠 20 周后起病，不伴蛋白尿。这里的"高血压"和前面提到的"血压升高"不一样，"高血压"是指一种疾病名称，是经过医生确诊的；而"血压升高"是一种症状，可以是"高血压"这种疾病导致的，也可以是其他原因造成的。

3. 子痫前期及相关疾病

妊娠 20 周后起病，伴蛋白尿或其他器官受累，更常见于大龄初产妇。

4. 慢性高血压合并子痫前期

妊娠 20 周前无蛋白尿，20 周后出现蛋白尿或其他器官受累。

（三）孕期血压升高如何治疗？

慢性高血压治疗以降压为主、预防子痫前期；妊娠高血压要休息、镇静、酌情降压；子痫前期应有指征地降压、利尿、纠正低蛋白血症、预防抽搐、镇静,已经发生子痫需要治疗抽搐并预防复发;慢性高血压合并子痫前期则需要兼顾两者的治疗。

孕期降压选药与普通成人不同,应尽量选择对宝宝影响较小的降压药。如果收缩压(高压)>140 mmHg 或舒张压(低压)>90 mmHg,可选拉贝洛尔、硝苯地平、尼莫地平、尼卡地平、酚妥拉明等作为降压药,不宜选择阿替洛尔、普萘洛尔等其他"洛尔类",这些药可导致胎儿发育迟缓;也不宜选择厄贝沙坦、卡托普利这类"沙坦类"和"普利类"药物,因为其会损害胎儿肾脏甚至增加胎儿死亡风险;一般也不使用氢氯噻嗪、呋塞米等利尿剂,以防血液浓缩、血容量减少、血栓形成。

在药物治疗的同时也要注意健康的生活方式,保证充足睡眠,摄入足够的蛋白质和热量,适度限制盐的摄入。

(四)孕期血压降至多少合适?

孕期血压升高的降压目标通常控制在收缩压(高压)130～155 mmHg,舒张压(低压)80～105 mmHg;如果已经出现了器官功能损伤,则应进一步严格标准,收缩压 130～139 mmHg,舒张压 80～89 mmHg。注意血压不要低于 130/80 mmHg,否则可能导致胎盘血流不足。

药师提醒

1. 孕期发现血压升高应尽早干预。

2. 孕期降压药可选拉贝洛尔、硝苯地平等,不宜选择"沙坦类""普利类"。

3. 目标血压通常控制在收缩压 130～155 mmHg,舒张压 80～105 mmHg。

十一、成了"糖妈妈"该怎么办？

怀孕后腰围、体重一天天见涨，这些都是正常的生理现象。可是如果出现血糖增长，那可要小心了，也许是你变成了"糖妈妈"！

（一）孕期高血糖是什么原因？

由于孕期身体对胰岛素的需求增加，一些孕妇胰岛素产生不足，加上孕期"营养过剩"，就可能会出现孕期高血糖。如果存在超重、年龄>40 岁，或者家里近亲属有糖尿病史，那么发生孕期高血糖的风险更高。这种在怀孕后出现的糖尿病，我们把它称为"妊娠糖尿病"。还有一些孕妇在怀孕前就已经确诊了糖尿病，这种叫做"孕前糖尿病合并妊娠"。

（二）孕期高血糖有哪些危害？

如果血糖控制不佳，在孕早期会增加流产概率和婴儿出生缺陷风险，在孕晚期会导致巨大儿及婴儿出生后低血糖。因此孕期需要接受糖尿病筛查，如果发现血糖升高，不可放任不管。

（三）孕期高血糖如何控制？

对于孕前就患有糖尿病的孕妇，孕期优先推荐更换为胰岛素降糖治疗，推荐使用基础胰岛素（长效或中效）联合餐前超短效或短效胰岛素这种治疗方案，不能使用胰岛素的孕妇可以选择二甲双胍。如果是孕期新发现的糖尿病，建议首先通过饮食和运动改善血糖，效果不佳时，首选胰岛素，次选二甲双胍。

血糖的控制标准为餐前和空腹血糖<5.3 mmol/L，餐后 1 小时血糖<7.8 mmol/L 或餐后 2 小时血糖<6.7 mmol/L，避免夜间血糖<3.3 mmol/L。

运动

没有禁忌证的孕妇推荐一周中至少5天进行每次半小时的中等强度运动,如散步、慢跑、游泳、有氧舞蹈、骑自行车等。

饮食

膳食应富含蔬菜、豆类、水果、全谷物、鱼类、瘦肉、奶制品,少食加工肉制品、精细谷物、高脂食品。

药师提醒

妊娠期高血糖需要通过饮食和运动改善,必要时辅以胰岛素、二甲双胍治疗。

十二、患上甲亢还能生育健康宝宝吗?

甲状腺是人颈部的一种腺体,形状就像一只展开翅膀的蝴蝶。甲状腺可以产生甲状腺激素维持人体正常代谢,如果甲状腺激素产生过多就会出现焦虑、心跳增快、颤抖等症状,称之为甲状腺功能亢进(简称甲亢)。轻度甲亢对孕妇和胎儿不是严重问题,但重度甲亢可导致孕妇出现心脏问题或子痫前期,还会导致流产和早产。

如在怀孕前就发现了甲亢,可以在医生指导下进行治疗,治愈后无须再服用药物,也就无须担心药物对宝宝的影响了。如果不幸在孕期发现甲亢,也不要慌张,明确病因是第一步。一些孕妇由于人绒毛膜促性腺素(HCG)水平变化出现了甲亢,这种甲亢为一过性,一般无须治疗,随着怀孕时间增加可自行消退。如果是由弥漫性毒性甲状腺肿(Graves 病)导致的甲亢,轻症只需定期监测甲状腺素水平,只有重症才需要药物治疗。

甲亢治疗药物包括控制症状药物和抗甲状腺药物。控制症状药物包括美托洛尔、普萘洛尔,这类药可以帮助缓解心动过速和震颤症状,应尽量短期应用;抗甲状腺药物主要包括丙硫氧嘧啶和甲巯咪唑,这类药物有一定的致畸性和肝毒性,孕早期建议使用致畸作用较小的丙硫氧嘧啶,孕 16 周之后可以更换为肝毒性较小的甲巯咪唑。

🩺 药师提醒

1. 孕期轻度甲亢一般无须治疗,但应定期监测。

2. 孕期重度甲亢需要使用药物,孕早期宜选丙硫氧嘧啶,孕中期以后宜选用甲巯咪唑。

十三、生孩子怕痛，可以打"无痛针"吗？

（一）"无痛针"安全吗？

生产时的疼痛让许多渴望成为母亲的女性望而却步，分娩镇痛技术的出现让女性不再"痛不欲生"，然而很多女性担心分娩镇痛用药会影响宝宝智力和健康。那么，分娩镇痛用药到底安全不安全？

分娩镇痛使用的药物主要有局部麻醉药（简称局麻药如布比卡因、罗哌卡因）和芬太尼，采取椎管内给药的方式，即用一根细针在腰部穿刺给药，也就是我们俗称的"无痛针"。"无痛针"用药剂量很小且用药时间短，副作用并不多见。可能出现的副作用有低血压、行动困难、困倦、恶心呕吐，以及胎儿一过性心动过缓等。通常这些副作用都不会很严重，也不会长时间持续。

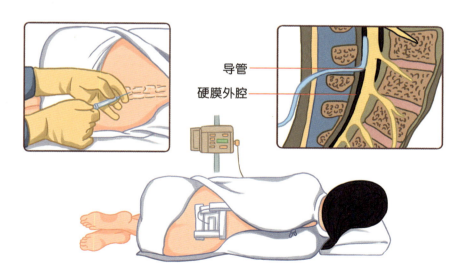

导管

硬膜外腔

（二）打了"无痛针"会使不上劲儿吗？

不少孕妇都听说过"使用麻药会让你没力气生孩子""使用麻药会难产"

等言论,这是没有依据的。"无痛针"对产程的影响尚无定论,产程和胎儿体位、胎儿大小和孕妇骨盆情况都有关系,还没有证据表明"无痛针"会显著延长产程或增加器械助产(如产钳、胎头吸引器等)的风险,也没有研究发现"无痛针"会增加顺产转剖宫产的风险。

(三)"无痛针"什么时候打?

在产程的任何阶段,产妇都可以放心地要求使用"无痛针"。但需要注意,有以下情况不能打"无痛针":产妇不同意或不配合、凝血功能异常、穿刺部位感染或损伤、低血容量或低血压、颅内压增高、脊柱病变或严重脊柱畸形、神经系统疾病或神经病变、对局部麻醉药及阿片类药物过敏等。

药师提醒

1."无痛针"用量小、安全性高,一般不会影响胎儿和产妇健康。

2.存在凝血障碍、腰部感染、低血压、颅内压升高等情况的产妇不能使用"无痛针"。

第二部分

哺乳期用药

一、哺乳期生病了，吃药还是硬抗？

（一）药物会进入乳汁吗？

十月怀胎，一朝分娩。随着宝宝呱呱坠地，哺乳是妈妈们的一项重要工作。母乳喂养的好处不言而喻，为了给宝宝提供高质量的母乳，妈妈们宁可委屈自己，也不想让宝宝的成长受到一丁点儿影响。在平时的临床工作中经常遇到这样一类哺乳期妈妈，自己生病了也不敢吃药，甚至不去医院看病，身体实在抗不住的时候来到医院就诊，却被告知病情已经很严重了。她们焦急地来咨询哪一种药物不影响哺乳。看着她们憔悴的模样，真是心疼又觉得惋惜。

在现实生活中，大部分妈妈都把哺乳期用药这件事想得过于危险了，仿佛吃了这些药就会让母乳变成毒害宝宝的毒药一样。其实，大可不必如此惊慌。

并不是所有药物都会进入乳汁。药物是否进入乳汁，取决于多个因素，比如血药浓度、药物分子量、药物血浆蛋白结合率、药物脂溶性、药物 pH 值等，不同的药物在母乳中的含量存在一定差异。

（二）药物是怎样到达宝宝体内的？

我们再来了解一下妈妈吃药之后体内的药物是怎样到达宝宝体内的。口服药物大多经过胃肠道黏膜吸收进入血液循环，静脉滴注的药物是不经过吸收过程直接进入血液循环。以口服药为例，哺乳妈妈经口服用的药物首先通过胃肠道吸收入血，血液中的药物再经过血液和乳房之间的一道天然屏障（血乳屏障）进入乳汁。宝宝通过吸吮乳头获得母乳，此时母乳中可能含有了一定量的药物。药物再随着乳汁到达宝宝的胃肠道，再经过宝宝的胃肠道吸收入血，才可能对宝宝的身体产生一定的影响。药物进入血液循环后，再通过流动的血液到达乳腺部位，经过层层"关卡"，大多数药物在乳汁中的含量都不多,远未达到对宝宝有临床意义的剂量。

因此,美国儿科学会(AAP)和世界卫生组织(WHO)一致认为"母亲在母乳喂养期间可以合理使用大多数治疗性药物"。看到这句话妈妈们是不是安心多了呢?

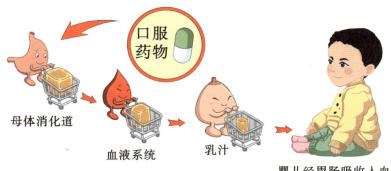

母体消化道　　血液系统　　乳汁　　婴儿经胃肠吸收入血

🩹**药师提醒**

1. 大部分药物在哺乳期是可以使用的,哺乳期妈妈生病了不用硬抗。

2. 哺乳期生病了能不能用药,用了药是否能哺乳,请妈妈们不要擅自评估,专业的问题请交给专业的医生和药师,他们会根据您的疾病状况、宝宝的状况,在用药物时给予您专业的建议。

二、哺乳期妈妈生病不用硬抗，这些药物可以用！

（一）哺乳期妈妈生病有哪些药可以用？

虽然大部分药物在哺乳期都是可以使用的，但是这并不意味着可以随意使用药物。判断一个药物是否能在哺乳期使用，最简单的方法就是阅读药品说明书。但是，让妈妈们苦恼的是几乎所有药物在哺乳期使用这一块儿的态度要么是"尚不明确"，要么是"慎用"，哺乳期妈妈真的不能使用这些药吗？当然不是。

除了药品说明书之外，目前哺乳期合理用药在国内比较常用的是由美国临床药理学家、儿科学教授 Thomas W. Hale 提出的哺乳期药物危险 L 分级系统，这一分级逐步被世界接受。他将哺乳期用药按其危险性分为 L1～L5 5 个等级。

L1 级：哺乳期妈妈服用最安全，没有证实对新生儿有危害或甚微。

L2 级：比较安全，哺乳期妈妈使用该级别药物有危险性的证据很少。

L3 级：中等安全，该类药物有很轻微的、非致命性的副作用，只有在权衡对婴儿的利大于弊后方可应用。

L4 级：有明确的危害性证据。哺乳期妈妈用药后益处大于对婴儿的危害方可应用。例如妈妈处于危及生命的疾病情况下，而其他较安全的药物不能使用或无效。

L5 级：禁用。

具体哪个药物能否在哺乳期使用，大家可以在一些专业的网站（隶属于美国国家医学图书馆的 LactMed 网站（https://toxnet. nlm. nih. gov/newtoxnet/lactmed. htm）或者书籍（如《药物与母乳喂养》）进行查阅药物的 L 分级。

（二）什么是相对婴儿剂量？

在这里再给大家讲解一个指标——相对婴儿剂量（RID），该指标由

WHO 制定,是评价药物哺乳安全性的一个很有用的指标。这个数值通常以百分数的形式体现,是婴儿从母乳中摄入的活性药物 RID 剂量与母亲摄入剂量的比值,这个指标的数值越大,进入孩子体内的药量就越大。一般情况下 RID<10% 视为安全,RID<5% 时推荐母乳喂养。绝大部分药物的相对婴儿剂量较低,其中 RID<1% 的药物接近一半,有87% 的药物 RID<10% 。

药师提醒

哺乳期哪些药物可以使用,可以参考哺乳期药物危险 L 分级系统,在医生或者药师指导下使用。

三、哺乳期用药,先喂奶还是先吃药?

(一)什么是血药浓度?

很多哺乳期妈妈需要用药的时候都会纠结一个问题,先喂奶还是先吃药呢? 我们先来了解一个概念——血药浓度。血药浓度是指药物吸收后在血浆内的总浓度。药物进入人体后会经历一个浓度先升高、后降低的过程,这一高一低就会形成一个峰,我们称之为"药峰浓度"。在药品说明书中,关于达到峰浓度所需的时间(达峰时间)的描述会出现在说明书的【药代动力学】部分,需注意,这个数值是人群中的平均值,在不同人之间略有差别。如:一种药物描述"口服后 1~2 小时血药浓度达高峰",那么意味着大多数人吃这种药后要达到最高血浆药物浓度需要 1~2 小时。

(二)先喂奶还是先吃药?

与达峰时间伴随而来的一个概念就是错峰哺乳,即我们选择喂奶的时间应尽量避开药物的峰浓度,这样可以尽可能减少乳汁中的药物含量。具体取决于药物的达峰时间、半衰期等性质。对于每天只需服用 1 次的药物,建议先喂奶排空乳汁,喂奶后立即吃药,以增加与下一次喂奶之间的间隔;对于每天需要多次服用的药物,同样建议先喂奶,喂奶后立即吃药,下一次吃药前同样先喂奶,再吃药。

当然,对于一些很难吸收入血的药物,也可不必遵循先喂奶再吃药的原则。对于批准用于新生儿、儿童的治疗药物,通常也不必遵循先喂奶再吃药的原则。

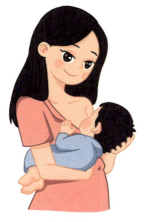

先哺乳

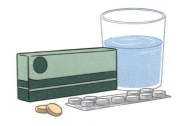

后吃药

（三）暂停哺乳需要多长时间？

有些药物因为有导致宝宝不良反应的报道或缺乏哺乳期用药信息，医生或药师会建议妈妈们在用药期间暂停哺乳，这个暂停的时间目前主要根据药物的半衰期来估算。半衰期是指血浆药物浓度下降一半所需要的时间。通常认为经过 5 个半衰期，血浆药物浓度会衰减 95% 及以上，此时剩余的药物已经微乎其微，不太可能对宝宝产生影响。比如，头孢呋辛酯的药物清除半衰期为 1~1.5 小时，那么 5 个半衰期就是 5~7.5 小时，也就是说服用头孢呋辛酯至少 7.5 小时后乳汁中药物含量可忽略不计。此外，在暂停哺乳期间，妈妈们要定期排空乳汁，以免堵奶或回奶。

🔲 药师提醒

1. 对于大部分药物来说，选择喂奶的时间应尽量避开药物的峰浓度，这样可以尽可能减少乳汁中的药物含量。

2. 某些药物需要暂停哺乳，在暂停哺乳期间，妈妈们要定期排空乳汁，以免堵奶或回奶。哺乳期使用药物，需要在专业医生或者药师指导下进行。

四、哺乳期妈妈用药后，如何确认宝宝的安全性？

虽然哺乳期用药整体来说较孕期用药安全，但是我们仍然建议哺乳妈妈们严格掌握用药的适应证，尽可能减少宝宝暴露于药物的机会。如果必须用药，宝宝或多或少吃到了含药乳汁，我们可以通过哪些标准来判断宝宝接受了含药乳汁后的安全性呢？

首先，可以根据宝宝的吃奶量来判断。在妈妈产后的 3～4 天，由于此时母乳量很少，即使妈妈在产后使用一些镇痛药，或是剖宫产手术预防切口感染使用的抗菌药物等，一般都是安全的，是可以哺乳的。其次，评估母乳喂养安全性还应考虑宝宝出生时的孕龄，对于早产儿，因为他们的发育相比足月大宝宝更不健全，要格外注意。如果妈妈要治疗又要喂奶，建议请产科、新生儿科医生及药师联合评估用药风险。另外，如果母亲用的药物是批准用于儿童治疗的药物，在儿童中具有较多的安全性数据，比如布洛芬这样的药物即使到达宝宝体内，通常也是安全的。

药师提醒

虽然大多数药物通过哺乳造成不良影响的发生率非常低，但不代表不会发生。这时候，宝宝的反应是最好的晴雨表。

五、哺乳期感冒如何安全用药？

不管是不是处于哺乳期，感冒都是很常见的一种疾病，哺乳期感冒了应该怎么办呢？选择哪种药物更加安全呢？

我们应先在医生的帮助下区分一下是普通感冒还是流行性感冒。

（一）哺乳期普通感冒如何用药？

普通病毒性感冒是自限性疾病，一般情况下病程在1周左右自愈。但是，如果妈妈的感冒症状确实很重，可以在医生或者药师的指导下使用哺乳期安全药物对症治疗来缓解症状，尽量选择哺乳用药L分级中L1和L2级别的药物。如果哺乳期妈妈体温在38.5 ℃以上或者精神状态不好，可以选择成分单一的退烧药退烧来缓解不适，比如对乙酰氨基酚或者布洛芬。如果有鼻塞或流鼻涕，可选择生理盐水或者喷雾湿润鼻腔。出现咳痰时，可以遵医嘱使用祛痰药物，比如氨溴索、溴己新等；干咳时，可以喝蜂蜜水或吃润喉糖等改善咳嗽症状，右美沙芬等止咳药物建议遵医嘱使用。如果出现喉咙发炎、疼痛等症状时，可以用淡盐水漱口，并多喝水。另外，对乙酰氨基酚除了退热也能缓解疼痛。在这里提醒妈妈们，哺乳期用药应使用成分单一药物，复合制剂内成分较复杂，应避免使用。除了吃药，还可以采取以下措施，比如多喝水（建议每天2000～4000 mL），好好休息，放松心情；加强饮食营养，适当多吃高蛋白、高热量、高维生素类食物等都能起到促进身体恢复的作用。

（二）哺乳期流行性感冒如何用药？

流行性感冒是流感病毒引起的急性呼吸道感染，几乎是我们现在最常遇到的呼吸道传染病，是传染性强、传播速度快的疾病，通常在症状出现前

1天到退热后24小时内都具有传染性。比普通感冒的症状更重,典型症状是急起高热、全身疼痛、显著乏力和轻度呼吸道症状。流感病程具有自限性,无并发症,病程5~10天可自愈。流感的传播途径不是乳汁,乳汁中不存在流感病毒,因此流感并不会通过母乳传播给婴儿。如果不小心感染了流感,可以服用奥司他韦来治疗,确诊后48小时内越早服用效果越好。奥司他韦很安全(14天以上的孩子如果确诊流感也可以使用),且在乳汁中的分泌量非常少,通过乳汁进入孩子体内的药量远远小于孩子所需的治疗剂量,所以哺乳期妈妈可以放心使用。在这里提醒妈妈们,奥司他韦只用来治疗流感,对普通感冒无效,不要滥用。哺乳期妈妈出现流感症状,特别是发热、咳嗽、咳痰严重时,千万不能硬抗,可以吃药减轻症状,处理方法和用药可以参考哺乳期普通感冒的应对措施。此外,妈妈在哺乳的时候建议戴口罩,最好穿一个专门的哺乳罩衣,接触孩子前要洗手。

🧰 药师提醒

哺乳期感冒可以在医生的帮助下区分一下是普通感冒还是流行性感冒,在医生的指导下使用相应药物来缓解症状。

六、乳头皲裂，无法言说的痛！

（一）乳头皲裂有什么危害？

说起乳头皲裂，很多妈妈是深有体会的。哺乳期间得了乳头皲裂，孩子每次吸吮的时候妈妈都痛得龇牙咧嘴的，一度想放弃母乳喂养。乳头皲裂是哺乳期的一种常见病，轻者乳头表面出现细小裂口，严重者可出现水疱、溃疡，局部渗液或渗血。宝宝吸吮时，乳头部会出现剧烈疼痛，常常发生在分娩后 3～7 天，之后逐渐减少。哺乳因素、乳头因素以及新生儿因素均可导致其发病，部分妈妈会因为剧烈疼痛而放弃母乳喂养。如果不注意防护，还容易细菌感染，诱发乳腺炎。

（二）什么情况下容易发生乳头皲裂？

乳头皲裂通常发生在两个时期，分别是产后早期和宝宝长牙期。产后早期乳头皮肤比较娇嫩，乳头皮肤韧性不好，加之宝妈和宝宝都缺乏经验，配合度不够，宝宝含乳姿势和宝妈哺乳姿势欠佳，导致乳头受到摩擦、损伤，从而出现乳头皲裂。这个时期调整宝宝含乳姿势和宝妈哺乳姿势至关重要，喂奶时确保宝宝含住乳头和大部分乳晕，每次喂奶后用纯羊毛脂膏或者凡士林涂抹整个乳头维持皮肤油脂，可以预防乳头皲裂的发生。宝宝长牙期牙龈会有不舒服感觉，有时会拿妈妈的乳头当磨牙棒，这个时期可以给宝宝买一些磨牙棒，另外告知宝宝，这样做是不对的，从而减少宝宝咬妈妈乳头的次数。

（三）乳头皲裂如何用药？

如果已经发生乳头皲裂感染，需要在医生的指导下使用抗感染药膏来治疗感染，可以选择莫匹罗星或者夫西地酸乳膏；也可使用红霉素软膏，但是由于它很不容易清洗，所以不作为首选。只要在哺乳前将药膏清洗掉，外

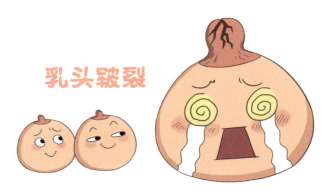

乳头皲裂

用药膏进入体内的量可以忽略不计,不会对宝宝造成伤害。如果乳头皲裂比较严重的话,也可以暂停哺乳,待症状好转之后再采取正确的哺乳姿势进行哺乳。

➕**药师提醒**

　　1.如果哺乳期发生了乳头皲裂感染,可以在医生的指导下使用抗感染药膏来治疗感染,可以选择莫匹罗星或者夫西地酸乳膏。

　　2.如果乳头皲裂比较严重的话,也可以暂停哺乳,待症状好转之后再采取正确的哺乳姿势进行哺乳。

七、母乳喂养的"拦路虎"——哺乳期乳腺炎！

"胸前二斤肉，涨成大石头""比生孩子还疼"，经历过哺乳期得乳腺炎的妈妈无不是心有余悸。乳腺炎作为哺乳期很常见的疾病，堪称母乳喂养的"拦路虎"。

乳腺炎分为哺乳期乳腺炎和非哺乳期乳腺炎，在这里我们说的是哺乳期乳腺炎。临床表现主要为乳房疼，乳腺局部出现肿块，乳房皮肤出现红、肿、热、痛，全身症状包括发热伴有寒颤、乏力等症状。

(一)哪些因素会造成哺乳期乳腺炎？

造成哺乳期乳腺炎的因素有很多，比如哺乳姿势不良、乳房外伤、因过度排空乳房造成乳汁过多、哺乳间隔时间过长、母亲过度疲劳或严重的负向情绪影响、既往乳腺炎病史等。总体来说，可以归纳为两个方面：①乳汁淤积造成局部乳腺管堵塞，引发炎症反应；②各种原因使乳头破损而引起细菌沿着破损的乳头表面进入乳腺组织。

(二)哺乳期乳腺炎如何处理？

哺乳期得了乳腺炎该如何正确处理呢？最好的选择是在确保宝宝正确的吸吮方式前提下让宝宝不设限的按需哺乳。哺乳前热敷乳房，哺乳结束后可冷敷乳房15~20分钟，或者觉得局部肿胀疼痛时都可以进行冷敷，以自身舒服为原则。哺乳时从患侧开始，如果患侧疼痛明显，也可先健侧，待喷乳反射出现后转到患侧。哺乳的同时，可用一只手从肿胀部位向乳头方向轻轻按摩肿胀部位。如果宝宝不能有效吸出乳汁，也可以使用手和吸奶器挤奶，促进乳汁的排出。

哺乳期乳腺炎最主要的症状是发热和疼痛，可以通过解热镇痛药布洛芬和对乙酰氨基酚来缓解症状，这两种药哺乳期服用均比较安全，用后可即刻哺乳。并不是所有哺乳期乳腺炎都需要常规使用抗生素,若乳腺炎不是由细菌引起的,并没有证据表明使用抗生素能缩短病程。如果哺乳期妈妈自身的精神状态不好或者超过两天不能自行退热,需要在医生帮助下评估是否需要使用抗菌药物,以及选择合适的抗菌药物进行抗感染治疗。感染性乳腺炎通常为金黄色葡萄球菌引起,这种情况下是需要使用抗菌药物的,推荐首选青霉素类和头孢类,对青霉素类和头孢类过敏的妈妈可以选择阿奇霉素,这三类抗菌药物在哺乳期都是可以放心使用的,不会影响哺乳。如果是耐甲氧西林金黄色葡萄球菌感染时,需要根据乳汁的细菌培养以及药敏结果调整抗菌药物。此外,也可以在医生的操作下采用引流术来缓解乳腺炎症状。

药师提醒

1. 采用正确的哺乳方式可以避免哺乳期乳腺炎的发生。

2. 哺乳期乳腺炎最主要的症状是发热和疼痛,可以通过解热镇痛药布洛芬和对乙酰氨基酚来缓解症状。如果病情比较严重,需要在医生帮助下评估是否需要使用抗菌药物并选择合适的抗菌药物进行抗感染治疗。

八、哺乳期带状疱疹，你需要知道的事！

整个哺乳期，最辛苦的是妈妈，常年都无法睡一个安稳觉。在这种长期高负荷运转、身心俱疲的生活状态下，哺乳期妈妈很容易发生一些皮肤疾病，如带状疱疹。

（一）带状疱疹是怎么回事？

带状疱疹是由水痘-带状疱疹病毒引起的一种病毒性皮肤病，该病毒多在儿童时期就已经感染人体，往往表现为水痘。水痘发生后，体内大部分病毒被清除，仅有极少量病毒潜伏于脊髓背根神经节或脑神经节中，处于不复制的潜伏状态。当机体免疫状态下降时如劳累、抵抗力下降时，潜伏的病毒再次被激活，大量复制后进入沿神经根分布的皮区，形成典型单侧分布的簇状水疱、脓疱，并引起神经痛，此时就被称为带状疱疹。

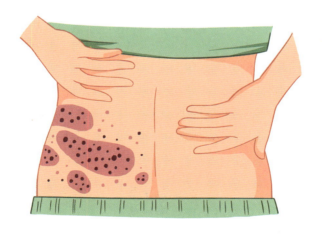

由于带状疱疹是一种病毒感染性疾病，具有一定的传染性，在皮疹结痂前都有传染性。带状疱疹主要通过接触传播，如果不在胸部或乳房，可直接哺乳；如果在胸部，注意婴儿不能与疱疹直接接触，必要时将乳汁吸出后，不

经处理即可喂给孩子;如果在乳房或乳房周围,不能直接哺乳,乳汁吸出后,需经巴氏消毒或者煮沸后再哺乳。

(二)哺乳期带状疱疹可以使用哪些药治疗?

虽然带状疱疹是一种自限性疾病,但早期用药可以减少后遗神经痛的发生、缩短病程。因此,建议发生带状疱疹后,在肾功能正常的情况下,在出现水疱后的 72 小时内服用抗病毒药物如阿昔洛韦、伐昔洛韦。通常需要服用 10 天左右。超过 72 小时,还有水疱存在的情况下,仍然可以服用抗病毒药物。阿昔洛韦和伐昔洛韦都是优选药物,它们都有一定数据支持在哺乳期用药安全性,伐昔洛韦需要 1 日 3 次,阿昔洛韦需要 1 日 5 次的给药频次,从用药依从性方面来考虑,伐昔洛韦是更佳的选择。

局部红斑和水疱处,可以涂抹阿昔洛韦乳膏,每天 4~6 次。水疱破溃区可以涂抹络合碘,每天 2~3 次,避免感染。

带状疱疹较常见并发症是周围神经疼,分为急性周围神经痛和慢性周围神经痛。对于轻度疼痛,非甾体消炎药比如布洛芬或对乙酰氨基酚可有效缓解疼痛,且这两个药物都可以在哺乳期安全使用。

带状疱疹是病毒感染引起,因此,在没有确切的细菌感染的证据时,是不需要使用抗生素治疗的,以免增加用药风险。

🔲 药师提醒

1.缓解带状疱疹神经痛的药物大部分可以在哺乳期安全使用,但是具体药物选择需要个体化评估,阿昔洛韦和伐昔洛韦都是优选药物。

2.水疱破溃区可以涂抹络合碘,每天 2~3 次,避免感染。

3.可以使用非甾体消炎药比如布洛芬或对乙酰氨基酚有效缓解疼痛。

4.在没有确切的细菌感染的证据时,是不需要使用抗菌药物治疗的,以免增加用药风险。

九、哺乳期皮肤病别硬扛，药师来支招！

前一段时间接到了这样一个咨询：哺乳期妈妈小菲产后不到6个月得了荨麻疹、瘙痒、红斑，反反复复。医生建议她使用炉甘石洗剂外涂，并口服抗组胺药治疗。小菲对使用抗组胺药忧心不已："我还得给孩子喂奶啊，是药三分毒，抗组胺药真的安全吗？"

（一）哺乳期皮肤病可以用药吗？

受产后体质弱、休息不好、抵抗力差，以及产后负面情绪等因素的影响，荨麻疹、湿疹等皮肤病都是比较常见的。这两种疾病最难忍受的症状是瘙痒，即使痒得百爪挠心，也有不少妈妈因为害怕吃药影响母乳而选择硬扛，实在扛不下去时，有妈妈选择吃药后因担心对宝宝不好而给宝宝断奶，非常可惜。其实，对于哺乳期出现的皮肤病还是可以使用相应的药物来缓解症状的。

（二）哺乳期皮肤病可以使用哪些药？

"痒"是荨麻疹的一种临床症状，其原因是人体接触过敏环境时，一种叫组胺的化学物质，由肥大细胞等释放出来，作用于组胺受体而引发一系列体内反应。抗组胺药物是指通过阻止组胺与组胺 H1 受体结合来拮抗组胺引发的反应，可以有效缓解组胺引起的皮肤瘙痒、红斑、风团等症状，是荨麻疹的一线治疗药物。氯雷他定（哺乳分级属于 L1）、西替利嗪（哺乳分级属于 L2），都是可以在哺乳期安全使用的抗过敏药。吃药的时候不用停喂母乳，吃药后 3~4 小时后哺乳就可以。在荨麻疹初期，第一时间吃上抗过敏药，可以有效缓解荨麻疹的瘙痒症状，从而避免抓挠，避免荨麻疹症状恶化，以及荨麻疹的反复。

(三)哺乳期皮肤病用药有哪些注意事项?

哺乳期妈妈乳房皮肤患湿疹的也不少,可以选择使用丁酸氢化可的松等强度稍弱的激素,但要注意应短期、小面积使用,要在喂奶后涂,别让宝宝皮肤接触到,尤其别让宝宝吃到。如果给乳房上的湿疹抹药,喂奶前需要把药膏彻底清洗干净。

皮肤给药是最常见的药物给药途径之一。药物有效成分经过皮肤吸收的量跟很多因素有关,比如说药物有效成分的浓度、涂抹的面积,以及治疗区域皮肤的厚度等。一般情况下,外用乳膏只要是短时间、小面积的使用,全身吸收的量是很少的,对宝宝的影响可以忽略不计。

🔳 药师提醒

1.氯雷他定、西替利嗪都是可以在哺乳期安全使用的抗过敏药,可以有效缓解荨麻疹的瘙痒症状。

2.丁酸氢化可的松等强度稍弱的激素,可以缓解哺乳期湿疹的症状。如果给乳房上的湿疹抹药,喂奶前需要把药膏彻底清洗干净。

十、哺乳期失眠，漫漫长夜如何度过？

哺乳期妈妈小文一脸疲惫地说："我已经记不清上一次连续睡着好几个小时是什么时候的事了。尤其从一年前开始，即便是有家人帮我彻夜照顾宝宝，我也很难再好好地睡一个整觉，经常是很早就躺下了，可还是辗转反侧，就算闭上眼也会因为想很多事情而睡不着，日复一日的煎熬着，非常苦恼。我吃哪种药不影响喂奶呢？"

（一）为什么会出现产后失眠？

产后出现失眠的原因有很多，由于宝宝的睡眠觉醒节律还没有完全建立起来，多次觉醒、哺乳、尿醒等影响宝妈的正常睡眠。产后妈妈体内的激素会急速下降，导致内分泌紊乱，开始会出现头痛、焦躁、压抑等症状，从而导致失眠。初为人母可能因为角色转变、育儿方式、家庭矛盾等思虑过多，精神压力过大使得妈妈们会比较焦虑。此外，无论是会阴侧切、撕裂，剖宫产伤口疼痛、乳头皲裂或乳房胀痛，都会影响妈妈们的睡眠。

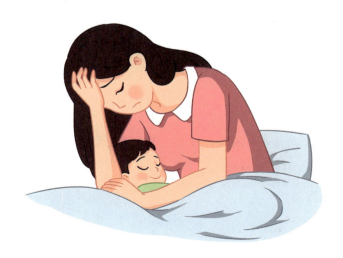

（二）产后失眠如何改善？可以使用什么药？

一般来说，哺乳期服用镇静催眠药物需谨慎，避免药物通过乳汁影响宝宝。因此，哺乳期失眠首选生活方式的调整。改变生活方式可能一两天没有效果，从长远看，对改善睡眠质量很有帮助。比如在下午的时候可以增加30分钟左右的锻炼。白天尽量不睡觉，特别是在下午偏晚一点的时候。如果可能，不管夜间睡眠如何，尽量在早上同一时间起床。避免饮酒饮茶和咖啡类饮品。避免在睡前长时间使用手机、电脑，看电子书。卧室的环境要减少光线和声音的刺激，比如关闭电视机、收音机，关灯等。

如果生活方式的调整效果不满意，需要口服药物来改善睡眠。口服的催眠药物一般按需服药。按需服药就是根据睡眠需求"按需"使用：①预期入睡困难时（如当日事件导致情绪变化），于上床睡眠前5～10分钟服用；②根据夜间睡眠的需求，上床后30分钟仍不能入睡时，立即服用；③夜间醒来无法再次入睡，且距预期起床时间>5小时，可以服用（仅适合使用短半衰期药物）；④根据次日白天活动的需求（有重要工作或事务），于睡前服用。

中国成人睡眠的诊断与治疗指南中提到，可以选择非苯二氮䓬类的药物治疗。在非苯二氮䓬唑类中，右佐匹克隆相对安全，在美国右佐匹克隆是被允许用于妊娠期妇女的。服用右佐匹克隆片期间可以正常哺乳。右佐匹克隆的副作用主要包括口中有金属味或者苦味，还可能出现头痛、头晕，次日注意力不集中等其他副作用。谨慎起见，用药后建议观察宝宝有没有镇静、吃奶吮吸不佳等情况出现，如果出现请及时咨询医生或者药师。

⊕ 药师提醒

如果哺乳期妈妈的睡眠障碍和失眠已严重影响自身的生活质量和照顾婴儿的能力时，可以到医院寻求专业医师和专业药师的帮助。

十一、哺乳期能不能用催乳药?

由于各种原因,很多妈妈产后乳汁不足,给母乳喂养造成了很大困扰。很多妈妈为了让宝宝有充足的口粮,想自行选择一些市面上的中成药或者保健品,前来咨询可不可以使用这些催乳产品。

不推荐。目前市面上这些催乳产品的有效性和安全性循证医学证据不足,不建议哺乳期的妈妈们使用。

此外,常见胃动力药甲氧氯普胺和多潘立酮有催乳的副作用,很多妈妈用来催乳,这更是不可取的做法,无疑增加了宝宝的用药风险,不建议哺乳妈妈用此类药物催乳。

无论中药或西药,美国儿科学会均不推荐用使用药物催乳,而是建议妈妈们采用非药物的催乳方式。如果一定要用药物催乳的话,请听取医生或药师的建议。

如何才能使乳汁分泌增加呢? 在这里给大家一些药物催乳之外的建议。

1. 加强宝宝的吮吸

加强宝宝吮吸,刺激垂体分泌更多催乳素,有利于乳汁分泌;产后吮吸次数越多,母体所能分泌的母乳就越来越多,当然也要确保宝宝顺利吮吸哦。

2. 保持愉快的心情

焦虑、紧张、悲伤、愤怒等情绪都是会影响乳汁分泌的,妈妈们一定要保持愉快的心情,才能让乳汁正常分泌。如果心情不好,可以找身边的对象倾诉,发泄掉不满情绪,或试图改变自己,调整自己心态,这样心情自然就舒畅多了。

3. 保证充足的营养

乳汁中的各种营养素都来源于妈妈的体内,妈妈要多喝水,多吃一些新鲜蔬菜和水果,多吃一些高蛋白质量高易消化的食物,同时这类食物对乳汁有催化作用,比如牛奶、豆制品、鱼、肉、蛋类食物,还可以多喝一些下奶汤水,如鸡汤、鱼汤、肉汤、骨头汤、猪蹄汤等。

4. 生活作息规律

睡眠是影响人情绪的关键因素,哺乳期妈妈要多注意休息,保证充足睡眠,宝宝睡觉时,跟着休息一会,不要让自己太劳累。睡得好,生活作息规律,才能保证乳汁分泌,才能让母乳质量更高。

药师提醒

请不要擅自选用市面上的催乳产品,如果需要药物进行催乳请在医生或者药师指导下使用。

十二、哺乳期能不能吃紧急避孕药?

(一)喂奶可以避孕吗?

经常有哺乳期妈妈在喂奶期间莫名其妙就怀孕了,她们认为喂奶本身就是避孕,是不可能怀孕的。其实目前尚不存在哪一种避孕措施可以保证百分之百有效避孕,喂奶可以避孕这一说法也是在满足一定条件才有可能实现的。因此,即使在哺乳期,妈妈们也要做好避孕措施(如避孕套)。哺乳期妈妈一旦避孕失败或者发生了无保护措施的性生活,通常建议服用紧急避孕药进行紧急避孕。

(二)哺乳期可以使用哪些避孕药?

目前常用的紧急避孕药是左炔诺孕酮片(纯孕激素)和复方左炔诺孕酮片(同时含有孕激素和雌激素),口服后可抑制排卵,同时使宫颈黏液浓度增大,阻止精子前进,起到避孕作用。有研究发现,口服左炔诺孕酮片通常不会影响母乳喂养,也不会对婴儿有长期不利影响。

如果是单纯含有孕激素的左炔诺孕酮片,哺乳期妈妈任何时候都可以吃,没有时间限制。至于吃完之后多久喂奶,根据 LactMed 最新资料显示,建议服药后 3~4 小时再哺乳为宜。如果是同时含有孕激素和雌激素的复方左炔诺孕酮片,世界卫生组织(WHO)和美国疾控中心(CDC)持不同意见。WHO 认为应等产后 6 个月再服用,美国 CDC 认为等产后 30 天即可服用,有静脉血栓栓塞风险的产妇产后 3~6 周内避免服用。纯孕激素和复方的左炔诺孕酮片药效相差不大,而前者研究更为充分,两相对比,更建议大家优先选择纯孕激素的左炔诺孕酮片。

左炔孕酮的说明书都没有直接写明哺乳期可以用,有的直接标明"哺乳期禁用",有的标注"用药后 3 天内不能哺乳",这是因为处于伦理的考虑难以将哺乳期妇女纳入临床试验,导致上述药物没有哺乳期用药相关实验数据,药厂从自我保护出发更愿意将说明书写得谨慎。一个对12位哺乳母亲的药理学研究发现,使用1.5 mg左炔诺孕酮的母亲,当天婴儿的暴露浓度估算是1.6 μg,使用左炔诺孕酮避孕婴儿能接触到的药物量微乎其微。并且在长期的实践中并没有研究发现使用左炔诺孕酮避孕会对婴儿生长发育造成影响,同时也没发现会导致妈妈泌乳量减少或者乳汁成分改变。因此,哺乳期口服成分为左炔诺孕酮的紧急避孕药,不需要暂停母乳喂养。但是万事都不是绝对的,采用左炔诺孕酮避孕的缺点是:避孕药失败率较高,为2%~3%,尤其肥胖、超重的女性避孕效果更会大打折扣。

药师提醒

1.哺乳期推荐的避孕方式为使用避孕套或节育器。

2.无保护性生活或者避孕失败后,要在性生活结束后72小时内服用紧急避孕药左炔诺孕酮,建议服药后3~4小时再哺乳为宜。

十三、哺乳期看牙能不能打麻药？

（一）哺乳期可以使用哪些局麻药？

常言道："牙疼不是病，疼起来要人命。"应对哺乳期牙痛，可以使用对乙酰氨基酚或者布洛芬缓解症状，如果不能缓解，那么可能需要去口腔科进行治疗了。随着口腔舒适化治疗概念的普及，以及大众对牙科治疗舒适无痛的要求越来越高，更多的镇静及镇痛方式开始进入国内的口腔临床，局部麻醉是牙科舒适化治疗中的重要环节。今天我们就来聊一聊哺乳期看牙能不能使用麻醉药的问题。

在局部麻醉药物的选择上，因为利多卡因和阿替卡因具有麻醉时间长度适宜、麻醉效果好以及不良反应少的特点，成了全球范围内口腔医院和口腔诊所目前最常用的局部麻醉药物。

（二）阿替卡因和利多卡因是否会进入乳汁？

有研究表明使用阿替卡因5～6个半衰期（即3～3.6小时）后，97.0%～98.5%的药物都被清除了，将用药后4小时内产生的乳汁丢弃，对婴儿的影响能够降到最低。有临床研究发现利多卡因虽然可随乳汁分泌，但母乳中的利多卡因及其代谢物的浓度很低，能被婴幼儿吸收的更低，在正常使用下，远低于能够对婴儿造成影响的阈值，并且暂时未发现不良反应。因此，利多卡因是哺乳期间首选的局部麻醉药，且一般认为用药期间无须停止哺乳。

虽然说"为母则刚"，但是也没有必要生生地忍受哺乳期时牙科疾病的困扰，该看牙时还是要及时就医，毕竟妈妈们只有好好爱自己，照顾好自己，才有更多的精力去照顾好宝宝。另外，也无须因为要打麻醉药而放弃母乳喂养，那样就太可惜了。

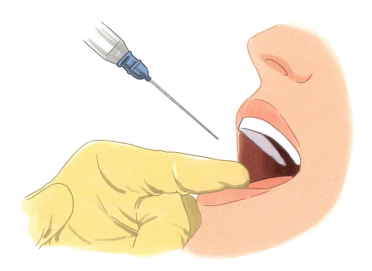

药师提醒

1. 利多卡因在哺乳期应用是安全的。

2. 阿替卡因是否会随乳汁分泌尚不清楚，但是由于其半衰期短，所以可以通过丢弃用药后4小时内分泌的乳汁来避免可能发生的不良反应，尤其在孩子是新生儿或早产儿时。

十四、哺乳期能不能接种流感疫苗？

世界卫生组织（WHO）明确指出，每年接种流感疫苗是预防流感的最有效的方法之一。哺乳妈妈作为和孩子频繁接触的人，哺乳期妈妈可以接种流感疫苗，接种后可以正常哺乳，在为自身提供免疫保护的同时，可以通过母乳将抗体传递给婴儿，从而提高婴儿的免疫力，降低婴儿患流感的风险。

根据最新《中国流感疫苗预防接种技术指南（2023—2024）》，建议"有6月龄以下的婴儿的家庭成员和看护人员"优先接种。由于现有流感疫苗不可以直接给6月龄以下婴儿接种，该人群可通过母亲接种和对婴儿的家庭成员和看护人员接种流感疫苗间接获益，以预防流感。

美国儿科学会和中国疾病控制与预防中心也建议产后妈妈应该接种流感疫苗，可以同时保护妈妈和宝宝，避免将流感病毒传染给宝宝，降低宝宝患流感的风险，一举两得！

⊕ 药师提醒

哺乳期妈妈可以接种流感疫苗，可以降低患流感的风险，同时保护妈妈和宝宝。

十五、哺乳期妈妈能不能注射肉毒素？

关于哺乳期能不能使用肉毒素，这个问题一直比较有争议。因为肉毒素分子量很大，而且局部吸收度很差，理论上来讲局部注射肉毒素，很难进入妈妈的血液中，所以会更难进入妈妈的乳汁中。哺乳期用药权威网站大多认为哺乳期注射肉毒素是安全的。但是也有研究认为目前肉毒素的安全性尚不明确，需要医生和母亲充分权衡决策。

所以针对肉毒素，到底能不能在哺乳期使用呢？目前建议尚不统一，如果妈妈要使用，可以跟医生充分商量探讨之后再做决断。当然哺乳期用药的第一原则是：是否必须使用。如果是用肉毒素来做医疗美容，那肯定是不符合这项原则的；若用肉毒素治疗面部痉挛和其他肌肉运动紊乱症，那就需要和医生具体情况具体分析了。

药师提醒

哺乳期妈妈能不能打肉毒素需要视情况而定，让专科医生进行评估。

第三部分

儿科用药

一、疫苗接种攻略来了！

疫苗是一种生物制品，接种后可使机体产生针对疫苗相关疾病的免疫力。目前疫苗种类包括灭活疫苗、减毒活疫苗、类毒素疫苗、亚单位疫苗、载体疫苗、核酸疫苗等，临床上应用最广泛的是灭活疫苗。

面对不同厂家的疫苗，"选择困难户"可就难办了！凡是进入医院的疫苗都是符合《中华人民共和国药典》要求的，其有效性和安全性是无须担心的，均可提供有效保护作用。究竟选国产还是进口、灭活还是减毒的疫苗，可根据自身的需求和经济情况选择。

（一）错过疫苗接种怎么办？

应尽早进行补种，尽快完成全程接种，优先保证国家强制要求接种的全程接种；只需补种未完成的剂次，无须重新开始全程接种。当免疫规划疫苗遇到无法使用同一厂家同种疫苗完成接种程序时，可使用不同厂家的同种疫苗完成后续接种。

（二）接种过疫苗，就可以避免得该种疾病了吗？

疫苗可以保护绝大多数人避免该病的发生，但疫苗的保护率不是100%。大量的科学研究证明，相对于不接种疫苗的儿童，接种疫苗后发病儿童的临床症状要轻很多，建议有条件的儿童尽可能地接种疫苗。

（三）哪些儿童暂时不建议接种疫苗呢？

如果儿童暂时患有某种疾病，接种疫苗有可能会加重病情或者造成严重的不良反应发生。如果有以下情况，建议经医生评估后再考虑是否接种疫苗。

（1）患有感冒、腹泻、发热（体温37.5 ℃以上），或患有感染性疾病，如肺炎等。

（2）既往有严重过敏史、过敏体质，对疫苗中任一成分过敏。

（3）免疫异常儿童，如造血干细胞移植后、肾移植及长期使用大剂量糖皮质激素等免疫缺陷疾病。

（4）严重的传染性疾病，肝、肾、心功能不全等。

（5）既往患有神经系统疾病，如癫痫、惊厥病史。

（6）患有皮肤病，如湿疹、过敏等。

（7）如果孩子在前一次接种疫苗后出现严重反应。

（四）为什么接种完疫苗需要留观 30 分钟？

因个人体质不同，有些儿童可能会出现不良反应，建议接种完疫苗后在接种场所留观 30 分钟。过敏性休克、急性过敏性喉头水肿等急重症，通常可在疫苗接种后几分钟至 30 分钟发生，一般不超过 1 小时。虽然发生率极低，但留观 30 分钟可以避免悲剧的发生。

药师提醒

1. 儿童接种疫苗需要注意：疫苗选择、接种时间、错过如何补种、患有其他疾病的处理、接种后留观 30 分钟。

2. 接种疫苗后可能不绝对避免感染该疾病，仍然需要注意防护。

二、流感来势汹汹，宝爸宝妈如何轻松应对？

儿童流感大多突然起病，主要症状为发热，体温可达 39～40 ℃，可伴有畏寒、寒战、头痛、全身肌肉酸痛、乏力、食欲减退等全身症状。大部分患儿还可有咳嗽、咽痛、流涕或鼻塞、恶心、呕吐、腹泻等症状。儿童遇上流感，我们该怎么应对呢？我们一一为您解答。

（一）得了流感，如何选择药物呢？

确诊或怀疑患了流感后应 48 小时内尽早开始抗流感病毒药物治疗，越早用药效果越好。抗流感病毒药物有奥司他韦、帕拉米韦等神经氨酸酶抑制剂，巴洛沙韦（Xofluza）RNA 聚合酶抑制剂。非重症确诊或疑似流感治疗的<5 岁儿童，更倾向推荐口服奥司他韦。非重症确诊或疑似流感的≥5 岁儿童，可以选用药物比较多，比如奥司他韦、吸入扎那米韦、口服巴洛沙韦和静脉注射帕拉米韦；可以根据自己的偏好选用。

（二）如何预防流感？

首先，接种流感疫苗是预防流感的最有效手段。流感疫苗均为流感灭活疫苗。大家在社区可以接种的疫苗有 2 种：分别为三价灭活流感疫苗和四价灭活流感疫苗。三价流感疫苗包含甲型流感 H1N1、H3N2 和乙型 Victoria 型流感 3 种抗原；四价流感疫苗除了以上 3 种抗原，还包括乙型流感 Yamagata 型抗原。目前流感监测数据显示，全球流感大流行仍以甲型流感为主；所以三价和四价流感疫苗接种任意一种都是可以的。

其次，物理防护同样有助于预防流感，流感病毒对热、酸碱和紫外线均敏感，建议勤通风、对共用餐具进行消毒处理，房间可紫外线消毒。若班级有流感患儿，要勤洗手，戴好口罩，不要用手触碰到口鼻，避免交叉感染。

（三）流感疫苗接种的最佳时间是什么时候？

因为流感疫苗抗原组份随流感病毒的流行趋势每年均有更新,且流感疫苗诱导的抗体水平在 6~8 个月后逐渐下降,推荐患者每年接种流感疫苗,10 月底前完成接种。

（四）接种流感疫苗的注意事项是什么？

有轻中度急性疾病,比如拉肚子、感冒等情况,等到康复以后再接种疫苗。对疫苗过敏、之前接种后 6 周内出现格林–巴利综合征者均不推荐接种。

流感疫苗接种常见有接种部位发红、肿胀、疼痛、瘀斑、硬结局部反应;也可能出现全身症状如发热、寒战、头痛、出汗、肌痛、关节痛、疲劳等症状。一般出现上述的症状无须治疗,多数情况下 1~2 天会自然消失。极个别人可能在接种疫苗后出现荨麻疹、过敏性紫癜、过敏性休克等极罕见不良反应。

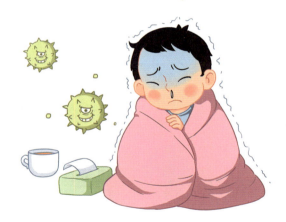

🧰 药师提醒

1. 冬季流感疯传,建议接种流感疫苗、勤通风、戴口罩、勤洗手,预防交叉感染。

2. 对于已感染的儿童,及早进行抗病毒治疗,建议保持良好的生活习惯,如均衡饮食、适度锻炼、充足睡眠,提高免疫力。

三、退热药选布洛芬还是对乙酰氨基酚？

发热是儿童生病过程中最常见的症状，一般来说，2月龄以上的儿童腋温≥38.2 ℃，或因发热出现吃不下、睡不好、哭闹不止、拒绝沟通或全身疼痛等情况，就要考虑使用退烧药了。

对乙酰氨基酚和布洛芬是目前应用最普遍的退热药，很多种适合儿童的剂型，比如混悬液口服剂、混悬滴剂等溶液制剂，可以根据孩子的不同体重，量取需要的剂量。当然也有退热栓剂，以便孩子无法口服时选用。

家长们面对这两种药，往往不知道该选择哪一个，表3-1清晰地为大家展示了二者的区别，让家长们秒懂！

表3-1　对乙酰氨基酚和布洛芬的特点比较

项目	对乙酰氨基酚	布洛芬
适用年龄	2月龄及以上	6月龄及以上
起效时间	小于1小时	小于1小时
体温下降时间	1～2小时	1～2小时
达峰时间	3～4小时	3～4小时
作用持续时间	4～6小时	6～8小时
给药时间	饭前、饭后服用均可	建议饭后服用
用药剂量	10～15 mg/kg，每日总量不超过2000 mg	5～10 mg/kg，每日总量不超过2400 mg
用药频次	每次用药间隔4～6小时，24小时不超4次，连续使用不超过3天	每次用药间隔6～8小时，24小时不超4次，连续使用不超过3天
注意事项	蚕豆病、肝功能异常时的患儿，不建议使用	肾脏疾病、消化道溃疡的患儿应谨慎使用

退热用药注意事项如下。

（1）无论是对乙酰氨基酚还是布洛芬的混悬液或混悬滴剂，使用前都须充分摇匀。

（2）12岁以下儿童不能服用成人退热剂，包括对乙酰氨基酚或布洛芬的各种缓释片或缓释胶囊等。

（3）若孩子持续高热、嗜睡、精神差，应及时到医院就诊。

（4）不推荐两种药物同时使用或交替使用。

（5）不推荐含有退热成分的复方感冒药合用，以免药物过量出现肝肾功能损害等副作用。

（6）对有慢性疾病如支气管哮喘、肝功能异常、心功能不全、恶性肿瘤、出血性疾病的儿童选择退热药时须遵医嘱。

⊞药师提醒

1. 对乙酰氨基酚适用于2月龄以上的儿童，每次剂量10～15 mg/kg，间隔4～6小时，连续使用不超过3天。

2. 布洛芬适用于6月龄以上的儿童，每次剂量5～10 mg/kg，间隔6～8小时，连续使用不超过3天。

3. 两种药物的混悬剂用药前均需充分摇匀，注意不要与其他含有退热成分的药物合用，不推荐两种药物同时使用或交替使用。

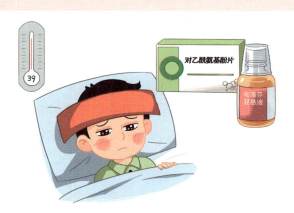

四、感冒、发热一定要吃"消炎药"吗？

感冒、发热多半是由呼吸道感染引起的，呼吸道感染分为上呼吸道感染和下呼吸道感染。上呼吸道感染主要包括普通感冒、流行性感冒、咽炎等。下呼吸道感染主要包括支气管炎、肺炎等。大部分孩子的呼吸道感染还是以病毒感染为主，最常见的病毒是合胞病毒，其次为鼻病毒、副流感病毒、流感病毒、人腺病毒等。而老百姓口中的"消炎药"就是医学中的抗菌药物，它们是用来"杀菌"的，对病毒感染起不到任何作用，所以普通的感冒、发热不建议使用抗菌药物。

应该依据血液化验结果判断孩子是病毒感染还是细菌感染。如果检查结果发现白细胞总数增高，C反应蛋白明显增高，指标支持有明确的细菌感染，同时有明显的感染灶，比如化脓性扁桃体炎等，这时就需要"消炎药"治疗了。

（一）如何选儿童适用的"消炎药"？

氨基糖苷类（卡那霉素、庆大霉素、XX米星等）有肾毒性、耳毒性，小于6岁儿童禁用。喹诺酮类（诺氟沙星、左氧氟沙星、XX沙星）可导致软骨发育不良，18岁以下儿童慎用。四环素类（四环素、多西环素、米诺环素等）会导致色素沉着在牙齿出现四环素牙，所以禁用于8岁以下小儿。这3类药物家长禁止自行给儿童使用，特殊情况下，需医师权衡利弊使用。

儿童可以选择的相对安全的消炎药有青霉素类（阿莫西林、阿莫西林克拉维酸钾）、头孢菌素类（头孢氨苄、头孢羟氨苄、头孢呋辛酯、头孢克洛和头孢克肟）和大环内酯（红霉素、罗红霉素和阿奇霉素）。

（二）规范合理使用"消炎药"，避免疾病卷土重来！

"消炎药"要吃够疗程，不要自行停药，吃2~3天，孩子症状减轻了，家长就给停药了,病情又复发了,这个是很多家长经常犯的错误。只有用够疗程才能让抗菌药物起作用,完全歼灭"敌军"。一般需要用至热退和主要症状明显改善后 3~7 天再停药。

⊞药师提醒

1. 儿童感冒、发热多为病毒感染引起,不必盲目使用"消炎药"。
2. 避免使用对儿童不安全的抗生素如氨基糖苷类、喹诺酮类、四环素类;相对安全的有青霉素类、头孢菌素类、大环内酯类。

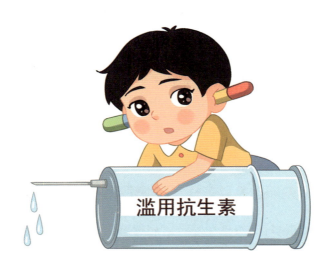

五、小儿遭受"恼人的咳嗽"，一定要止咳吗？

咳咳，咳咳……此起彼伏的咳嗽声充实着教室里的各个角落，今年冬季很多儿童遭遇了各种各样的感冒，比如流感、支原体感染、新冠病毒感染等。咳嗽则是不可避免地成了治疗的"后遗症"。病急乱投医，很多家长面对天天咳嗽的娃，尝试了各种各样的方式治疗咳嗽，效果还是不理想。那么作为家长，我们究竟该怎么办呢？

(一)什么是咳嗽？

咳嗽是一种症状而不是疾病，是孩子生病时的"报警信号"；咳嗽的本质是一种自我防御，通过咳嗽的动作，有助于痰液、异物排出，保持呼吸道清洁通畅。所以，作为家长，我们应该积极寻找咳嗽背后的原因，而不是盲目止咳。

(二)引起咳嗽的原因各种各样，找对病因更重要！

咳嗽的原因很多，比如急性呼吸道病毒感染，咳嗽变应性哮喘、上呼吸道咳嗽综合征、感染后咳嗽等，孩子究竟是哪一种咳嗽呢？这是我们应该思考的问题！咳嗽按照时间的长短可以分为急性、迁延性咳嗽和慢性咳嗽。

急性咳嗽（<2周）一般是由呼吸道感染引起，可以完全治愈。而慢性咳嗽（>4周）是非常难诊断病因的，建议到正规三甲医院的呼吸科做相关肺部CT或肺功能测定，明确病因后再治疗。

(三)如何选择止咳药？

儿童急性咳嗽（<2周）时，超过50%儿童急性呼吸道感染所致咳嗽自然持续时间会超过10天（但很少超过14天），有一定的自然病程，因此家长需要做的是耐心等待、仔细观察，避免过度焦虑和滥用抗菌药物、镇咳药等。

当孩子急性咳嗽老不好,或出现发热、咳脓痰、流脓涕,查血常规有炎症指标水平升高等,需要经过医师判断孩子有细菌感染,此时就需使用抗菌药物,比如阿莫西林、头孢克洛等一些口服抗菌药物。

慢性非特异性咳嗽(>4周)可选择吸入性糖皮质激素治疗,但2~4周后需再次就医对患儿重新评估,根据疗效调整用药。孩子咳嗽是由过敏性鼻炎导致的咳嗽,可口服抗组胺药。具体应该咨询医生评估用药。

如果孩子痰多、难以咳出,影响生活和学习时,可以考虑使用化痰药。按照作用方式不同,可以分为物理排痰和药物祛痰;其中药物祛痰是大家最关心的。药物雾化祛痰具有可使药物直达气道、起效迅速、局部药物浓度高且全身不良反应小等优点,经常受到患儿和家长青睐;经常使用的祛痰药有乙酰半胱氨酸、氨溴索。具体使用何种化痰药,建议咨询专科医生后再使用。如果咳嗽剧烈,严重影响孩子的睡眠,可以考虑使用镇咳药,但是它不能使咳嗽得到根本治疗,只能够改善症状。

总之,儿童患了咳嗽,家长应该是耐心等待及仔细观察,避免过度焦虑和滥用抗菌药物、镇咳药等,为孩子的身心健康增加负担。

药师提醒

1. 孩子咳嗽,家长应该是耐心等待及仔细观察,避免过度焦虑和滥用抗菌药物、镇咳药等,为孩子的身心健康增加负担。

2. 不同类型的咳嗽治疗方法不同,我们应该经过专科医生评估,科学合理的使用镇咳药、化痰药。

六、学会居家雾化，小儿咳喘不用怕！

秋冬交替季节，昼夜温差大，小儿咳嗽、喘息、肺炎及哮喘发作等呼吸道病症逐渐增多。孩子咳嗽老是不好，家长很心焦。医生推荐雾化吸入治疗时，家长往往会有疑问：雾化治疗对孩子好不好？可以在家给孩子雾化吗？

（一）什么是雾化吸入疗法？它有哪些好处？

雾化吸入疗法是指用专门装置将吸入药物分散成细小的雾滴或微粒形式吸入呼吸道达到治疗疾病目的的方法。雾化治疗不经过全身血液循环直达患处，具有起效快、用药量少、局部药物浓度高而不良反应少等优点。

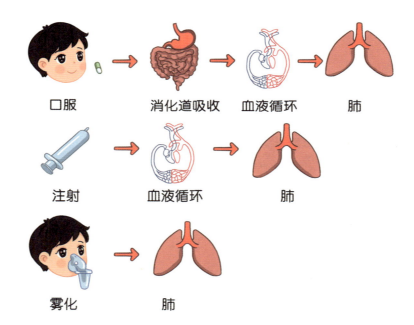

口服　　消化道吸收　　血液循环　　肺

注射　　血液循环　　肺

雾化　　肺

（二）可以在家给孩子雾化吗？

如果患儿需要长期雾化治疗或无法在门诊雾化治疗，推荐家长在家行

064

雾化治疗,因此学会居家雾化是很多家长的真实需求。在家雾化没有那么难,可以避免医院交叉感染,同时节省时间成本,我们应该学会家庭雾化。

(三)雾化治疗需要注意哪些呢?

1.雾化吸入治疗前准备

(1)治疗前 30 分钟患儿禁饮食,以免雾化过程中因哭闹导致恶心、呕吐。

(2)清理口腔以免妨碍药物雾滴渗入。

(3)患儿有痰时,先拍背排痰,必要时吸痰。

(4)雾化前需要洗脸,不要涂抹油性面霜以免药物吸附在脸上。

(5)新雾化机器在使用前不加药运行 3~5 分钟以免有异味,因为异味易诱发喘息发作或不适。

(6)应用面罩型雾化吸入时要选择密闭性较好的面罩,这样可减少药物对面部及眼睛的刺激。

2.雾化治疗中的注意事项

(1)家长要严格按照医嘱用量将雾化药物放入雾化吸入器内,观察出雾情况,注意避免药液进入眼内。

(2)雾化吸入时应选择坐位,婴幼儿可由家长搂抱半坐卧位。

(3)密切关注患儿反应,如出现急剧频繁咳嗽及喘息加重,应放缓雾化吸入的速度,进行观察;出现手足抖动、震颤、肌肉痉挛等不适,考虑是吸入药物引起,一般停药后即可恢复;若出现呼吸急促或突然胸痛,应立即停止治疗并即刻送医。

3.雾化吸入治疗的注意事项

(1)使用面罩雾化治疗的孩子治疗结束后要及时洗脸,减少残留药物雾滴对皮肤的刺激。

(2)及时漱口,特别是使用激素类药物(如布地奈德)后,可以减少口腔念珠菌的感染。

(3)及时翻身拍背有利于痰液的排出,保持呼吸道通畅。

(4)雾化吸入装置使用后要清洁干净,干燥存放,以免污染。

因为患儿年龄比较小,实施雾化吸入治疗时患儿无法完全配合,所以治疗效果可能达不到预期。在对儿童进行雾化吸入治疗的全过程中,家长最好配合优质、全面的护理,来保证治疗达到良好的效果。

⊞药师提醒

1. 儿童雾化治疗操作简便,家长可在医生指导下在家进行。
2. 雾化前准备工作、雾化中的注意事项、雾化后的护理是决定雾化效果的重要因素,建议家长全面配合,提高雾化效果。

七、遇上小儿腹泻，莫惊慌！

遭遇病毒、细菌、食物毒素、肠过敏、全身性疾病等或化学性毒物刺激时，可造成胃肠分泌、消化、吸收和运动等功能紊乱，进而导致腹泻。腹泻对身体是一种保护机制，不可盲目止泻，科学应对是关键！

（一）腹泻要吃抗菌药物吗？

虽然引发腹泻的常见原因是感染，但抗菌药物只对明确诊断的细菌感染型腹泻有效，WHO 指出，90% 的腹泻不需要抗菌药物治疗。由病毒、寄生虫或其他病因所致的腹泻，滥用抗菌药物不仅没有帮助，反而会引起菌群失调。

（二）益生菌制剂可以与抗菌药物同服吗？

如果是感染性腹泻，经过抗菌药物治疗后需要重建肠道菌群平衡，可以适当补充益生菌或益生元，但是抗菌药物会"误杀"吃进去的活性益生菌。所以益生菌和抗菌药物不能同时服用，建议间隔 2~3 个小时。

（三）如何做到合理使用各种止泻药？

腹泻是人体自我保护，借此可排泄掉一部分毒素，止泻药只适用于非感染性腹泻，而感染性腹泻一般不用，尤其是在急性期、炎症及中毒症状（如高烧）较明显、脓血便较多时，应视为止泻剂的绝对禁忌。

如急性发作期呕吐、腹泻、脱水情况较严重，应立即静脉补液或口服糖盐水，避免脱水。恢复期，病情明显好转大便不带脓血仅是水分较多时，也可短时服用止泻剂，当腹泻较严重时，最好到医院进行诊治，不要在家盲目使用止泻药物。

(四)病毒性腹泻应如何防治?

病毒性腹泻是导致婴幼儿死亡的主要原因之一,常见有轮状病毒、杯状病毒、星状病毒和肠腺病毒等;目前对这类腹泻还没有特效药,主要是预防为主。口服轮状病毒疫苗对儿童具有良好的免疫效果和安全性。

(五)腹泻应该禁食吗?

腹泻本身会引起营养丢失,水电解质紊乱。同时进食太少,患者会处于饥饿状态,增加肠壁消化液的分泌,加重腹泻。正确的做法是多补充水分,特别是营养丰富的流质或半流质饮食,如米粥、烂面条等。

(六)腹泻后的营养小贴士

(1)每天少量多餐,一天可以吃5~6餐。

(2)吃饭时或两餐之间可以多补充液体。

(3)补充液体时,避免过热或过冷,以减少对肠胃的刺激。

(4)避免咖啡因、碳酸饮料等。

任何疾病的病因治疗和对症治疗都很重要。在未明确腹泻病因之前,以积极对症治疗为主,症状即使好转时,也不可忽视明确病因。

🔶 药师提醒

1.遇到儿童腹泻时,避免滥用抗生素,益生菌与抗生素不宜同时服用。腹泻应区分病因,不宜滥用止泻药物,特别是在感染性腹泻的急性期。病毒性腹泻的防治主要侧重于预防,如口服轮状病毒疫苗。

2.进食应以多餐少量、补充液体为主,避免摄入刺激性食物。在治疗过程中,重视营养补充与对症处理。

八、棘手的婴幼儿湿疹，科学合理用药是关键！

婴幼儿免疫系统发育还不太完善，更容易因失衡引发疾病，其中婴幼儿湿疹是一种非常常见的疾病，表现为瘙痒、丘疱疹、结痂、红斑等。治疗起来也非常棘手，很多宝妈为此焦虑不已，科学合理使用药物，有效预防湿疹的发生是我们应该做的！

（一）保湿治疗是关键

在湿疹的治疗中，保护皮肤屏障很重要，一般都是在皮肤屏障功能被破坏时，才出现湿疹。建议洗完澡立即涂抹保湿霜，用量要足，1周至少100 g，但是不能涂抹太厚，而是多次薄涂保湿，这样有利于吸收且避免堵塞毛孔。湿疹好了也应该继续涂抹，可适量减少到每天 1~2 次。

（二）抗过敏治疗

选择适当抗组胺药缓解宝宝不适症状，左西替利嗪口服溶液和地氯雷他定干混悬剂适用于 6 个月以上婴幼儿，西替利嗪滴剂适用于 1 岁以上儿童，氯雷他定糖浆适用于 2 岁以上儿童。小于 6 个月婴儿口服抗组胺药的安全性尚缺乏循证医学证据。

（三）激素治疗

湿疹非常严重时可以选用外用激素，如 0.05% 丙酸氟替卡松乳膏适用于 1 岁及以上儿童，0.05% 布地奈德乳膏和 0.1% 糠酸莫米松乳膏的说明书未限定年龄范围。0.05% 卤米松乳膏可用于 2 岁以下儿童，但连续使用不应超过 7 天。用激素治疗一段时间仍不见好，甚至出现加重或者面积扩大的征兆、有感染的迹象或者"渗水"，应去医院就诊。

(四)免疫抑制剂治疗

有文献显示,0.03% 他克莫司软膏、0.1% 吡美莫司乳膏和2% 克立硼罗软膏在 3～24 个月婴幼儿患者中安全性良好,仅限于其他疗法无效、有糖皮质激素应用禁忌证的重症患儿使用。

(五)抗菌药物治疗

湿疹不是由细菌或病毒引起,通常情况下不需要使用抗菌药物。除非是湿疹后皮肤屏障受损,间接导致继发感染,比如有明显的渗出,在医生的指导下合理使用抗菌药物 7～10 天。

(六)湿疹护理小贴士

(1)不能搔抓,否则会出现糜烂、渗液以及继发感染。对于瘙痒型湿疹,可以使用炉甘石洗剂收敛和止痒类溶液。

(2)忌食刺激辛辣及半生食物,海鲜、羊肉、蘑菇等发物也应少食。

(3)日常生活中减少诱发性因素,如气候、污染、感染、运动、情绪等。居住环境应简洁自然,常通风。患儿的贴身衣物和床单被罩最好选用纯棉或丝质的以减少对皮肤的刺激,并且洗涤时一定要彻底去除洗涤剂。

药师提醒

治疗婴幼儿湿疹的关键在于保湿,严重患者可以使用抗过敏、局部激素治疗,缓解症状。湿疹患儿日常护理很关键,减少诱发性因素、忌食辛辣刺激食物、贴身衣物及时清洗、选用棉质衣物等。

九、小儿便秘，教您如何解决！

儿童长期便秘会导致腹胀、食欲减退、营养不良、免疫力下降等多种问题。部分儿童由长期便秘导致的排便困难、排便时疼痛，会愈发抗拒排便，即使偶尔有便意也会刻意忍住，从而使便秘越来越严重，陷入恶性循环。该怎么解决便秘呢？是否有儿童可以选用的药物呢？

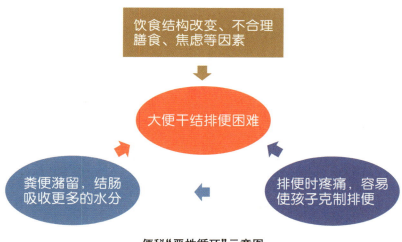

便秘"恶性循环"示意图

(一)什么是儿童便秘?

儿童便秘是指儿童排便次数减少(每周不超过 2 次)、排便疼痛或大便干硬、直肠内存在大量粪便团块等现象。一个家庭中，可能仅有 1 名儿童患病，也可能数个家庭成员同时患病，与家庭饮食习惯有很大关系。

(二)儿童正常的排便频率是什么样呢?

很多家长都很关心孩子的排便频率，不同时期，儿童的排便频率不同。

出生 1 周内的新生儿平均每天排便 4 次;2 岁时,排便频率接近每天 2 次;4 岁左右时,排便习惯接近于成人,即从每天 3 次至每周 3 次不等。

(三)儿童为什么会便秘呢?

引起儿童便秘的主要原因有:遗传易感性、膳食纤维摄入不足、饮水不足、运动不足、排便习惯突然改变以及精神因素等。儿童容易出现便秘有 3 个时期,分别为开始添加辅食和牛奶时、如厕习惯训练时、入学时。

(四)如何改善儿童便秘?

1. 改变饮食习惯

均衡的纤维饮食、足量饮水是改善便秘的关键方法。富含膳食纤维的食物如表 3-2 所示,家长可根据实际情况,鼓励儿童多食用富含膳食纤维的食物。

表 3-2　富含膳食纤维的食物

富含膳食纤维的食物	
水果	西梅、李子、苹果、梨、香蕉、桃子、火龙果、猕猴桃等
蔬菜	芸豆、豌豆、西蓝花、芹菜、菠菜、胡萝卜、南瓜等
粗粮	黑米、黑豆、红薯、玉米、荞麦等

膳食纤维的分类及来源

可溶性　　　　　不可溶性

燕麦　水果　谷类外壳　叶类蔬菜

魔芋　豆类　要常吃粗粮和全麦产品

并不是每种食物只含一种膳食纤维。比如苹果,果皮含不溶性膳食纤维,果肉含可溶性膳食纤维

2.养成良好的生活习惯

①鼓励孩子规律作息、适当运动。②对孩子进行如厕奖励,帮助孩子建立规律排便习惯并予以鼓励。排便习惯训练一般在餐后 30 ~ 60 分钟,每次 5 ~ 10 分钟为宜。一般经过 1 周左右的训练,大多孩子能按要求定时排便。

3.沟通指导

同孩子一起分析便秘的原因,消除孩子的恐惧、焦虑心理;帮助孩子建立耐心;如服用药物,应遵医嘱、足疗程,在用药有效后不要擅自立即停止治疗。

(五)如何通过药物治疗儿童便秘?

1.乳果糖

乳果糖口服溶液是常用的通便药:婴儿每天 5 mL,1 ~ 6 岁儿童每天 5 ~ 10 mL,7 ~ 14 岁儿童每天 10 ~ 15 mL。需要注意的是,对半乳糖和果糖不耐受、存在乳糖酶缺乏、半乳糖血症或者半乳糖吸收不良的儿童,不建议使用乳果糖。

2.聚乙二醇

聚乙二醇适用于 8 岁以上儿童及成人便秘的治疗。儿童应为短期治疗,最长疗程不应超过 3 个月。具体用法见家庭小药箱部分。

3.小麦纤维素

小麦纤维素颗粒适用于 6 个月以上儿童:一次 1.75 g(一次半包),一天 1 ~ 2 次;至少 1 周,之后逐渐减量至每日 1 次。小麦纤维素颗粒可加入食物或饮料中服用,如汤、粥、牛奶、果汁等,每次用 200 mL 左右的液体一起服用可达最佳效果。服用期间注意多饮水,增强疗效。

4.比沙可啶

比沙可啶片适用于 6 岁以上儿童及成人便秘的治疗。由于比沙可啶是刺激性泻药,建议遵医嘱短期、间断使用。

5.开塞露

开塞露 5 ~ 10 mL/次,挤入直肠保留 5 分钟。当大便嵌塞、排便疼痛、排不出时,可用开塞露作为应急使用,不推荐长期使用。

6. 益生菌

　　目前研究显示,益生菌可通过影响肠道活性物质和肠道微环境,进一步影响肠功能,可作为功能性便秘的辅助治疗,但其疗程及有效性尚需循证依据。

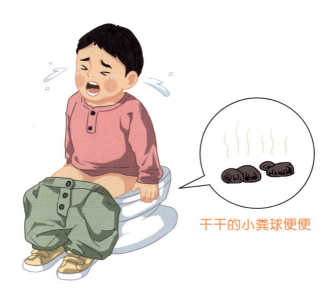

干干的小粪球便便

药师提醒

　　1. 改善儿童便秘的关键在于调整饮食结构、建议多食用富含膳食纤维的食物、保持充足水分摄入、帮助孩子建立规律排便习惯。

　　2. 如果需要使用药物治疗,建议在医生指导下,可考虑使用乳果糖、聚乙二醇等药物缓解症状,及时治疗可避免便秘对孩子身心健康的负面影响。

十、儿童补钙秘籍，您值得拥有！

孩子们从婴幼儿到长大成人，身高是家长非常关注的，也是经常讨论的话题，而补钙又是这个话题的终结者。如何补钙、何时补钙是我们应该学习的内容。

（一）每个年龄段的儿童对钙的需求量是不同的

缺钙会引起营养性佝偻病和影响儿童的生长发育。不同年龄的儿童对钙的需求量不一样。《中国居民膳食指南》为不同年龄段的孩子提供了钙的需求量：0～6个月，200 mg/天；7～12个月，250 mg/天；1～3岁，600 mg/天；4～6岁，800 mg/天；7～10岁，1000 mg/天；11～13岁，1200 mg/天；14～17岁，1000 mg/天。

（二）钙的来源不同，我们需要多途径补钙

牛奶、奶粉、乳酪和豆类及豆制品中钙的含量最丰富，其次虾皮、骨头、牡蛎、田螺、海带等海产品，泥鳅、黑木耳、香菇、荠菜、油菜、香菜等蔬菜，甜杏仁、核桃、榛子、莲子等坚果均含钙量较多，建议儿童适当补充。不同年龄儿童奶类需求量不同：<6个月，纯母乳喂养；6～12个月，600～800 mL/天；1～3岁，≥600 mL/天；学龄前儿童，400～500 mL/天；学龄儿童，300 mL/天。此外，如果儿童不喜欢喝牛奶，可根据实际情况，补充钙剂。

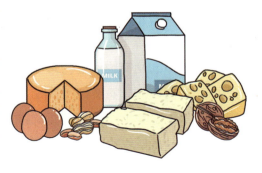

（三）钙片种类那么多，如何选择钙片？

我们平时去药店买钙片时都是店员推荐，但是他们推荐给我们的真的适合我们吗？钙剂分为无机钙、有机钙、天然生物钙，各有不同的特点（表3-3），大家按照需求可以自行购买。

表 3-3　各种钙剂的特点

药物类型	代表药物	优点	缺点
无机钙	碳酸钙	价格便宜、钙含量高	口感不佳，胃肠道反应大
有机钙	柠檬酸钙、磷酸钙、枸橼酸钙、醋酸钙、乳酸钙、葡萄糖酸钙	溶解度较好，可以制成颗粒剂、口服溶液等剂型，吸收率较高，生物利用度高，口感较好	价格较高，含钙量较低
天然生物钙	主要为中药补钙制剂如龙牡壮骨冲剂	钙含量高，易吸收	有些生物钙含有重金属，容易中毒

（四）钙片何时吃效果更佳？

一般建议餐后1小时服用，结石或者肾脏疾病患者建议餐中服用。

（五）黄金搭档少不了——维生素 D

维生素 D 可帮助肠道钙的吸收、促进骨的形成。维生素 D 缺乏可使钙吸收率降至10%以下。因此，补钙一定要同时补充维生素 D。

维生素 D 包括药物和食物来源，富含维生素 D 的食物有鱼类、动物肝脏、蛋黄、瘦肉、虾皮、坚果、牛奶等。另外，皮肤经紫外线或阳光照射后，可自身合成维生素 D，因此缺钙的儿童和老年人要经常性的晒太阳。如果冬天太阳不足，可以口服维生素 D 胶囊促进钙的吸收。

（六）吃钙片应避免与富含草酸的蔬菜同服

有些蔬菜如菠菜、竹笋、苋菜等含有草酸盐，容易和钙结合形成草酸钙，影响钙的吸收。所以在烹调这些蔬菜前应先在沸水中烫一下。茶叶和咖啡也会影响钙的吸收。补钙时，我们应该注意尽量避免与这类食物同时服用。

药师提醒

1. 补钙需根据年龄不同确定钙的需求量，我们推荐多种来源补充，比如推荐食用富含钙的食物或适量补充牛奶。

2. 钙片选择应慎重，注意维生素 D 配合使用效果会更好，避免与富含草酸的食物同服。钙片避免与茶叶、咖啡同时摄入。

十一、孩子身材矮小,能打生长激素吗?

生活中不难见到这样的家长和孩子,身高不算低,但是希望自己再长高一点,这类孩子能使用生长激素吗? 能实现长高的愿望吗?

(一)您的孩子身高落后了吗?

首先大家可以参考表3-4和表3-5中的身高标准,对照自家孩子在同年龄、同性别、同种族的人群中身高是否达标了。如果发现孩子每年长高还不到5 cm、身高低于正常参考值-2SD(标准差)对应的数值,就需要带孩子去医院做个全面筛查,做到早发现、早诊断、早治疗!

表3-4　18岁以下男孩身高(长)标准值　　单位:cm

年龄/岁	-2SD	-1SD	中位数	+1SD	+2SD
1	71.4	74.1	76.7	79.3	81.9
2	82.0	85.1	88.2	91.3	94.4
3	90.5	94.0	97.5	101.0	104.5
4	97.2	101.0	104.9	108.8	112.6
5	103.6	107.8	112.0	116.2	120.4
6	109.7	114.3	118.8	123.3	127.9
7	113.51	119.49	125.48	131.47	137.46
8	118.35	124.53	130.72	136.90	143.08
9	122.74	129.27	135.81	142.35	148.88
10	126.79	133.77	140.76	147.75	154.74
11	130.39	138.20	146.01	153.82	161.64
12	134.48	143.33	152.18	161.03	169.89
13	143.01	151.60	160.19	168.78	177.38

续表 3-4　　　　　　　　　　　　　　　　　　　　单位：cm

年龄/岁	-2SD	-1SD	中位数	+1SD	+2SD
14	150.22	157.93	165.63	173.34	181.05
15	155.25	162.14	169.02	175.91	182.79
16	157.72	164.15	170.58	177.01	183.44
17	158.76	165.07	171.39	177.70	184.01
18	158.81	165.12	171.42	177.73	184.03

来自卫健委"2023 版中国 7 岁以下儿童生长发育参照标准"和"2018 版 7 ~ 18 岁儿童青少年身高发育等级评价"。

表 3-5　18 岁以下女孩身高（长）标准值　　　　　　　　　单位：cm

年龄/岁	-2SD	-1SD	中位数	+1SD	+2SD
1	70.1	72.6	75.2	77.8	80.4
2	80.8	83.9	87.0	90.1	93.1
3	89.3	92.7	96.2	99.7	103.2
4	96.0	99.8	103.7	107.5	111.3
5	102.5	106.6	110.8	115.0	119.1
6	108.5	113.0	117.5	122.0	126.5
7	112.29	118.21	124.13	130.05	135.97
8	116.83	123.09	129.34	135.59	141.84
9	121.31	128.11	134.91	141.71	148.51
10	126.38	133.78	141.18	148.57	155.97
11	132.09	139.72	147.36	154.99	162.63
12	138.11	145.26	152.41	159.56	166.71
13	143.75	149.91	156.07	162.23	168.39
14	146.18	151.98	157.78	163.58	169.38
15	147.02	152.74	158.47	164.19	169.91
16	147.59	153.26	158.93	164.60	170.27
17	147.82	153.50	159.18	164.86	170.54
18	148.54	154.28	160.01	165.74	171.48

来自卫健委"2023 版中国 7 岁以下儿童生长发育参照标准"和"2018 版 7 ~ 18 岁儿童青少年身高发育等级评价"。

（二）您的孩子符合打生长激素的标准吗?

发现儿童身高出现问题后,就需要进一步评估,而临床上被诊断为以下几种疾病的时候才能够使用生长激素。

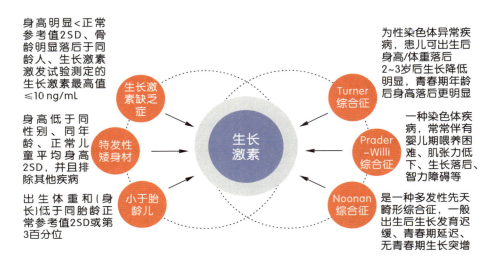

身高明显<正常参考值2SD、骨龄明显落后于同龄人、生长激素激发试验测定的生长激素最高值≤10 ng/mL —— 生长激素缺乏症

身高低于同性别、同年龄、正常儿童平均身高2SD,并且排除其他疾病 —— 特发性矮身材

出生体重和(身长)低于同胎龄正常参考值2SD或第3百分位 —— 小于胎龄儿

生长激素

为性染色体异常疾病,患儿可出生后身高/体重落后2~3岁后生长降低明显,青春期年龄后身高落后更明显 —— Turner综合征

一种染色体疾病,常常伴有婴儿期喂养困难、肌张力低下、生长落后、智力障碍等 —— Prader-Willi综合征

是一种多发性先天畸形综合征,一般出生后生长发育迟缓、青春期延迟、无青春期生长突增 —— Noonan综合征

（三）生长激素可以给身材矮小的儿童带来意想不到的长高机会!

如果孩子符合以上几种情况且骨骺没有闭合,有可能自身分泌的生长激素不够,完全有必要打生长激素;而且开始治疗时的年龄越小,治疗的效果越好;在一定身高范围内,治疗时间越长,身高改善越明显,甚至及时治疗有希望还孩子一个理想的身高!

（四）盲目使用生长激素的危害

（1）生长激素是一种药品,正常人打生长激素可能会出现类似肢端肥大症的症状比如手脚变大、皮肤增厚、面貌丑陋等,此外,局部注射可能会产生皮疹、全身可导致良性颅内高压、葡萄糖代谢异常、甲状腺功能降低、股骨头滑脱、脊柱侧弯、诱发肿瘤、色素痣、中耳炎、胰腺炎、男性乳腺发育等,是药三分毒,不可盲目自行用药!

（2）重组人生长激素价格昂贵,每个月的费用3000～6000元不等,肥胖儿童用量更大,每个月可达万元。如果盲目使用可能导致孩子不仅不长个,还浪费大量钱财!

(五)理性看待问题,为孩子的身高助力!

　　能否使用生长激素一定要经过专科医生评估,符合使用生长激素的孩子应该积极治疗,还孩子一个阳光明媚的未来!不符合的孩子,不可盲目追求长高个子而胡乱使用生长激素。最后告诉大家一个长高的小秘密:孩子的身高受遗传、营养、运动和睡眠等影响;虽然遗传无法改变,但是后面3个是完全可以干预的;如果能够做到保证充足均衡的营养、合理运动、按时休息、不熬夜,相信孩子的遗传潜力一定可以得到最大限度地发挥!

🩹 药师提醒

　　1.孩子能不能继续长高,建议先拍个骨龄片,由专科医生评估是否符合生长激素的适应证,再决定是否打生长激素!

　　2.生长激素是一种药品,不良反应很多,盲目使用会得不偿失!

十二、家有"小糖人"，如何减轻"甜蜜的负担"？

什么是"小糖人"？这个"小糖人"可不是我们小时候吃的"糖人"，而是患有糖尿病的儿童的简称。随着物质生活水平的提高，越来越多的青少年患上了糖尿病，为什么会患上糖尿病呢？我们该怎么做呢？糖尿病影响孩子的未来吗？

(一)"小糖人"是怎么回事？

"小糖人"一般是指患上 1 型糖尿病或 2 型糖尿病的儿童，1 型糖尿病由于胰岛 β 细胞严重被破坏后导致胰岛素绝对缺乏，多发生于青少年，起病急，症状明显且重，常常以酮症酸中毒为首发症状；2 型糖尿病多见于成人和老年人，常在 40 岁以后起病，多为肥胖体型，起病缓慢，症状较轻，主要以胰岛素抵抗为主伴相对胰岛素不足，但是随着生活水平的提高，胖娃娃们患上 2 型糖尿病的人群也越来越大，仍然需要引起重视。

(二)糖尿病遗传吗？为什么糖尿病会找上小朋友们？

如果父母或祖父母中有人患有 1 型糖尿病，则孩子遗传糖尿病的概率会高一些(1%~5%)。但是 2 型糖尿病更容易遗传给后代，遗传概率会更高；再加上不健康的生活方式，饮食无节制，缺乏运动，脂肪堆积导致肥胖，青少年就会非常容易患上 2 型糖尿病。

有些人得了病毒感染或接触了化学试剂，会导致免疫系统出问题，身体会把自己的胰岛 β 细胞当做"敌人"，进行攻击和杀死自身的胰岛细胞，胰岛细胞不工作，就会成为 1 型糖尿病患者。

(三)"小糖人"需要终生服药吗？会影响以后的生活吗？

如果孩子得了 1 型糖尿病，必须终生使用胰岛素治疗；如果得了 2 型糖尿病,部分儿童经过饮食控制和积极药物治疗可以使疾病得到缓解,有可能暂时不用药物治疗。目前用于治疗青少年的 2 型糖尿病的口服药物非常有限,仅二甲双胍可用于 10 岁以上的患者,因此仍然需要以胰岛素治疗为主。胰岛素种类繁多,一定要经过专科医生的诊断规范治疗,不可道听途说私自用药。

作为家长,大家可以自己搜索一下有那么多名人都患有糖尿病,比如板球明星瓦西姆·阿克拉姆,但是并不影响他们在人生道路上大放光彩。因此,建议家长一定要给孩子树立战胜疾病的信心,或许糖尿病是上天送给孩子的一个礼物,让他们学会磨炼意志,坚定生活的信念,创造属于自己多姿多彩的人生!

(四)糖尿病的治疗五架马车,"小糖人"要牢记心中!

糖尿病除了药物治疗,饮食、运动、血糖监测、糖尿病教育仍然非常重要,家长应该引起重视,帮助孩子树立正确的治疗观!

1.饮食

应该均衡饮食,饮食定时、定量、少吃多餐;少吃高糖分、高胆固醇及高脂肪的食物;多食用豆类、富含纤维的谷物类、水果、蔬菜和全麦食物;做到每餐定时定量,有助于控制血糖,孩子们正处于长身体的时候,家长对于饮食应该引起重视,尽量避免吃外卖、喝碳酸饮料。

2.运动

运动锻炼非常重要,规律运动可增加胰岛素的敏感性,有助于控制血糖,减轻体重;每周至少 150 分钟(每周 5 次,每次 30 分钟),中等强度的运动(快走、骑车、乒乓球、羽毛球和高尔夫球)。需要注意:对于空腹血糖>16.7 mmol/L、反复低血糖或者血糖波动较大、有糖尿病酮症酸中毒等风险的小糖人,建议控制病情后逐步恢复运动。

3.血糖监测

"小糖人"的家长,应该懂得如何监测血糖、何时监测血糖、监测多少次以及如何记录结果,自我病情监测对医生了解我们的病情非常重要,我们应该给予重视。对于血糖控制不好的患者应该每天监测 7 个点的血糖(早餐前后、午餐前后、晚餐前后和睡前);病情稳定以后,可以每周监测 2~4 次空腹或者餐后血糖或在就诊的前一周内连续监测 3 天。

(五)"小糖人"应该警惕低血糖

"小糖人"需要胰岛素降糖,但是药物使用不当、未定时定量进餐、运动量增加等均可导致低血糖的发生。低血糖可出现出汗、心悸、焦虑、饥饿感、头晕、双手发抖、下肢或全身无力、脸色苍白、怕冷、昏迷等症状。如果发生低血糖要紧急自救,可以立即喝糖水或吃糖块、巧克力、甜点心等。一般进食后 15 分钟缓解,如果不能缓解可再吃上述食物并及时送往医院输注葡萄糖。为防止意外,糖尿病患者日常出行中应随身携带糖块和急救卡,以备发生低血糖时用。

总之,目前 1 型糖尿病需要终身用药,2 型糖尿病的患者有可能做到暂时不用药。无论怎么样,我们都应该保持乐观的心态,积极主动学习糖尿病知识,做自己健康的第一责任人。

药师提醒

1. 科学降糖对于患有糖尿病的儿童至关重要。

2. 除了胰岛素治疗外,饮食控制、规律运动和病情监测同样至关重要。

3. 家长应配合医生指导,合理使用胰岛素,注意低血糖的预防和处理,以及营养均衡的饮食和适度运动,确保孩子健康稳定地控制血糖水平。

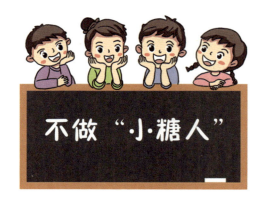

十三、登上预防近视"神坛"的阿托品，我们应该科学对待！

当前全球近视患病率呈快速增长趋势，预计到2050年全球将有47.58亿人近视，占总人口的49.8%。国家卫健委公示2020年中国青少年近视患病率为52.7%，其中小学生为35.6%，初中生为71.1%，高中生为80.5%。近视呈现低龄化、高度化和患病率持续升高趋势，因此，预防近视发生、延缓近视进展、防止病理性近视的发生是家长们面临的严峻挑战，而低浓度阿托品可以预防近视，究竟这个药如何使用，该注意哪些问题呢？

（一）阿托品为什么能够预防近视？

阿托品可以松弛平滑肌，散大瞳孔、调节麻痹，进而控制近视进展。

（二）哪个浓度的阿托品最适合孩子们使用？

阿托品滴眼液的近视控制效果呈现浓度依赖效应（也就是浓度升高控制近视效果提高），高浓度阿托品滴眼液对近视的控制效果可高达60%～96%。但高浓度阿托品滴眼液不良反应多且停药后有反弹效应。为兼顾阿托品滴眼液的有效性和安全性，0.01%阿托品滴眼液具有最小不良反应以及停药后最小反弹效应，同时对近视控制具有累积效应等优势。但是部分儿童对0.01%应答不佳，建议选择较高浓度（如0.02%）达到近视防控效果。

（三）阿托品适用于哪些儿童呢？

适合4～17岁的近视人群，对于小于6岁的儿童，用药需要更加严格的监控和随访。18岁以后如近视仍较快进展或用眼负荷仍较大，可考虑适当延长用药时间。成人不建议使用，疗效不明确。

（四）哪些孩子不适合使用这个药物预防近视？

对阿托品过敏、患青光眼或有青光眼倾向、颅脑外伤、心脏病（特别是心律失常、充血性心力衰竭、冠心病、二尖瓣狭窄）等人群禁用。

(五)使用低浓度阿托品滴眼液就可以完全控制近视吗?

每个孩子个体差异大,任何药都不是 100% 有效果的。大量试验证实,0.01% 阿托品滴眼液对于延缓儿童近视进展的有效率 27%~83%。一些年龄相对较小或近视发生时间较早、近视发生起始度数较高、处于身体发育期近视进展速度较快、父母双方均近视以及近视程度较高等人群治疗效果可能不佳。

(六)这个药物如何使用? 可以用多久呢? 什么时候可以停药?

0.01% 阿托品滴眼液每天晚上睡前滴用,1 次/晚,1 滴/次,点药后就建议不再使用电子产品了,可以短时间的看书或写作业。

对近视年增长量不超过 0.25 D,或近视年增长量下降至少 50% 的患者为应答较好的,可以连续使用 2 年,可考虑停药并密切观察反弹效应。对应答一般(近视年增长量超过 0.25 D,低于 0.75 D)、年龄小、近视进展快的患者,可继续用药来维持更好的近视防控效果,直至应答良好或青春中后期停药,但需严密随访,监控用药后不良反应及安全性。对应答较差的患者(近视年增长量达到或超过 0.75 D),可酌情考虑增加用药频率(如早晚各 1 次)、提高阿托品浓度(如改为0.02%)、与其他近视防控手段的联合应用或更改其他近视防控方式。

(七)低浓度阿托品安全吗? 有哪些不良反应呢?

0.01% 的阿托品安全性较高,可能出现眼部不适,比如瞳孔散大、畏光反应和眼压升高瞳孔散大现象,调节能力和近视力下降,过敏反应如眼部瘙痒、灼热,体征为眼睑肿胀和眼周发红等。

因此,科学合理的选用阿托品很关键,不能盲目跟风,临床医生评估之后再做决定是明智之举。此外,保证足量的户外运动时间、保持正确用眼距离和姿势、减少近距离用眼时间、连续近距离阅读 30 分钟时应休息 10 分钟都是非常重要的预防近视的方法。

⊕药师提醒

1. 低浓度(如 0.01%)的阿托品滴眼液被证实能有效延缓近视进展,且副作用较小。

2. 阿托品并非百分百有效预防近视,是否需要使用这个药物预防近视,建议眼科医生评估孩子的情况,再决定是否使用。

第四部分

妇科用药

一、人乳头瘤病毒疫苗，您接种了吗？

HPV 是人乳头瘤病毒的英文缩写。HPV 病毒是个大家族，目前在这个家族中有 200 多个成员，根据有无致癌性，可分为高危型和低危型。高危型 HPV 的持续感染会引起宫颈癌，低危型 HPV 感染主要引起生殖器疣等病变。根据世界卫生组织国际癌症研究机构的建议，HPV 16/18/31/33/35/39/45/51/52/56/58/59/68 定义为高危型，其中以 HPV 16/18 诱发癌变的风险最高。HPV 病毒主要通过性接触传播和其他密切接触传播。

（一）感染 HPV 就会得宫颈癌吗？

80% 以上的女性一生中至少有过一次 HPV 感染，其中 90% 以上的 HPV 感染可在 2 年内通过自身免疫系统清除；仅不足 1% 的感染者发展至宫颈癌前病变和宫颈癌。发展为宫颈癌需要经历"感染""持续感染""细胞学异常""高级别的病变""浸润癌"等阶段，整个过程至少需要 8～10 年。所以并不是所有感染 HPV 的人都会发展为宫颈癌，感染 HPV 病毒与宫颈癌并不能划等号。

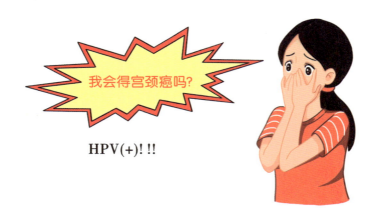

我会得宫颈癌吗？

HPV(+)！！！

（二）什么年龄适合接种疫苗？

目前我们国家上市的 HPV 疫苗有 3 种，包括二价、四价和九价，这 3 种疫苗的适宜接种年龄均为 9 ~ 45 岁。很多家长认为，HPV 属于性接触传播，小女孩没有必要打，等成年后结婚了再打。但研究证实，13 ~ 15 岁女性在首次性行为前接种 HPV 疫苗的获益最大。专家建议：优先推荐 9 ~ 26 岁女性接种 HPV 疫苗，特别是 17 岁之前的女性；同时推荐 27 ~ 45 岁有条件的女性接种 HPV 疫苗。超过 45 岁的女性没有必要再接种，这是因为在我国高危型 HPV 感染主要出现在 17 ~ 24 岁和 40 ~ 44 岁这两个年龄区间，高危型 HPV 持续感染到最终发展为宫颈癌大概需要 10 年时间，因此 45 岁以上的女性接种意义不太明显。

（三）疫苗的"价"越高越好吗？

二价、四价和九价疫苗，这个"价"代表了疫苗能预防的 HPV 病毒亚型，"价"越高，所能预防的亚型也越多，但都无法预防全部 HPV 病毒亚型。

如表 4-1 所示，二价疫苗预防 HPV16、18 两种高危亚型导致的感染，这两种亚型诱发癌变的风险最高，如果可以预防这两种亚型的感染，大概可以预防约 70% 的宫颈癌；四价疫苗在二价的基础上，又增加了 HPV 6/11 两种低危亚型，四价疫苗可以预防约 70% 的宫颈癌，还可以预防 HPV 6/11 亚型感染引起的生殖器疣。九价疫苗在四价的基础上，又增加了 5 种高危亚型，九价疫苗可以预防约 90% 的宫颈癌，以及 HPV 6/11 亚型感染引起的生殖器疣。

表 4-1　各种 HPV 疫苗的特点

项目	二价 HPV 疫苗	四价 HPV 疫苗	九价 HPV 疫苗
预防 HPV 型别	HPV 16/18	HPV 16/18/6/11	HPV 16/18/6/11/31/33/45/52/58
主要作用	预防 70% 宫颈癌	预防 70% 宫颈癌 + HPV 6/11 感染引起的生殖器疣	预防 90% 宫颈癌 + HPV 6/11 感染引起的生殖器疣

续表 4-1

项目	二价 HPV 疫苗	四价 HPV 疫苗	九价 HPV 疫苗
免疫程序	0、1、6 月（3 剂次）	0、2、6 月（3 剂次）	0、2、6 月（3 剂次）
适用年龄	9 ~ 45 岁女性		

HPV 16/18 亚型诱发癌变的风险最高,虽然四价、九价疫苗预防的亚型更多,但 3 种疫苗在预防 HPV 16/18 亚型相关感染方面具有相同的保护效力,选择任何一种都是有价值的。有时候,九价 HPV 疫苗约不上,有的人宁愿久等,也不愿接种供货充足的二价、四价疫苗,导致错过最佳接种年龄或延迟接种,这种做法不可取。女性应根据自身年龄和经济状况,选择接种适宜种类的 HPV 疫苗。

(四)所有人都适合接种 HPV 疫苗吗?

并不是所有的适龄女性都适合接种 HPV 疫苗。如果对疫苗中的某些成分过敏,比如四价、九价疫苗中含有酵母,对酵母过敏的人就不能接种四价、九价疫苗。既往接种疫苗发生过严重的过敏反应或严重的不良反应,这些人也不适合再次接种。还有一些人,目前正处于发热性疾病的急性期,或者有血小板减少症,凝血功能障碍,接种疫苗前 3 个月使用过免疫球蛋白、血液制品,或者还有其他疫苗没有完成接种,这些人群在准备接种 HPV 疫苗前需要咨询专业医师,请医生进行评估,看是否适合接种。

(五)曾经感染过 HPV,还能接种疫苗吗?

曾经感染过 HPV 是可以接种 HPV 疫苗的。我们机体在感染 HPV 病毒后,自身会产生相应的抗体,但是这个抗体能力不足,难以预防同一亚型 HPV 的再次感染。然而,HPV 疫苗的能力就很强,如果感染的病毒亚型是疫苗能够预防的,疫苗对其再感染具有显著的保护效力。而且中国女性往往以单一 HPV 亚型感染为主,疫苗可以对尚未感染的其他亚型提供保护。

如果液基薄层细胞检测(TCT)的结果提示细胞学有异常,接种 HPV 疫苗可以使高危型 HPV 持续感染的风险降低,因此 HPV 疫苗对细胞学异常女性同样具有较高保护效力。

无论是否存在 HPV 感染或细胞学异常,对适龄女性均推荐接种 HPV 疫苗,接种之前无须常规行细胞学及 HPV 检测。

(六)妊娠期、哺乳期女性可以接种 HPV 疫苗吗?

由于妊娠期 HPV 疫苗接种数据有限,不推荐妊娠期女性预防性接种 HPV 疫苗。近期在备孕的女性,同样不推荐接种 HPV 疫苗,且在完成最后一剂接种 2 个月内应尽量避免怀孕。若疫苗接种后发现已怀孕,不需要特殊干预,定期围产保健,将未完成接种的剂次推迟至分娩后再行补充接种。

对于哺乳期女性,由于缺乏哺乳期女性接种 HPV 疫苗的安全性研究数据,但鉴于多种药物可经母乳分泌,因此,建议哺乳期女性暂时不要接种 HPV 疫苗,待哺乳期结束后再接种疫苗。

药师提醒

1. 优先推荐 9～26 岁女性接种 HPV 疫苗,特别是 17 岁之前的女性。

2. 无论是否存在 HPV 感染或细胞学异常,对适龄女性均推荐接种 HPV 疫苗。

3. 不推荐妊娠期女性接种 HPV 疫苗;若近期准备妊娠,建议推迟至哺乳期后再行接种。

二、难以言说的痛——痛经!

很多女性饱受痛经的折磨。痛经是指月经前后或月经期出现的下腹部疼痛、坠胀,伴有腰酸或其他不适等症状,严重疼痛者影响生活和工作。在青春期多见,常在初潮后 1~2 年内发病。

(一)这么痛,能治疗吗?

痛经分为原发性和继发性两类。

1. 原发性痛经

原发性痛经指卵巢、子宫、输卵管等器官没有病变,妇科检查和彩超检查也没有异常,只是单纯的疼痛,占痛经 90% 以上。从本质上来说,属于生理反应,消除紧张和顾虑可缓解一部分疼痛。另外,足够的休息和睡眠、规律而适度的锻炼、戒烟均对缓解疼痛有一定的帮助。原发性痛经无法根治,疼痛不能忍受时可用药物缓解。

2. 继发性痛经

继发性痛经是由盆腔内器官的器质性病变引起的疼痛,如子宫内膜异位症、子宫腺肌病等,需要进行妇科检查或彩超检查才能明确。继发性痛经可通过药物、手术等多种方式治疗原发疾病,疼痛难以忍受时也可服用止痛药缓解。

(二)什么药物可以治疗痛经?

针对原发性痛经,有以下两类药物可以缓解疼痛。

1. 止痛药(前列腺素合成酶抑制剂)

常用药物有布洛芬、双氯芬酸等。原发性痛经的发生主要与月经来潮时子宫内前列腺素含量增高有关。增高的前列腺素可引起子宫平滑肌强烈收缩,血管挛缩,造成子宫缺血、缺氧而出现痛经,另外,升高的前列腺素进入血液循环,也可引起身体其他部位的不适。布洛芬等药物可通过抑制前列腺素的生成,而达到缓解疼痛的目的。

2.口服避孕药

如果没有排卵,子宫内膜不受孕激素的刺激,所含前列腺素水平很低,通常不会发生痛经,或者痛经的症状较轻。因此,可以使用抑制排卵的避孕药,来降低月经期前列腺素的水平。口服避孕药适合于有避孕需求的痛经女性,疗效达 90% 以上。

(三)布洛芬效果不好怎么办?

有些女性觉得布洛芬没有用,可能和服药时机有关。布洛芬进入体内后,只能抑制新的前列腺素合成,而对于已经生成的前列腺素束手无策。对于这部分女性来说,可能需要提前用药。比如,根据以往的痛经经历,出现腰酸,或者小肚子有些不舒服,还没有出现剧烈的疼痛时,先吃一片止痛药,可能会减轻痛经的折磨。

(四)常用止痛药会成瘾吗?

布洛芬属于非甾体抗炎药,本身并不会产生身体或精神依赖性;而且只在月经期服用,非月经期就停用,不会成瘾。

我们说会成瘾的止痛药,指的是阿片类药物,常用的有吗啡、哌替啶等,这类药物用于缓解身体的剧痛,长期使用会产生身体及精神依赖性。这一类药物有严格的管控,通常我们在药店也买不到。

🧰 药师提醒

1.原发性痛经只是一种生理反应,不要过度紧张和焦虑。

2.合理使用止痛药可缓解疼痛,莫担心成瘾性!

三、您了解复方口服避孕药吗？

复方口服避孕药（COC）是含有低剂量雌激素和孕激素的药物，目前常用的雌激素是炔雌醇，孕激素有去氧孕烯、屈螺酮及环丙孕酮等，不同避孕药所含孕激素种类不同，雌激素含量也有差异，但它们的作用大致相同。除了避孕，对多种疾病有治疗作用，包括多囊卵巢综合征、异常子宫出血、经前期综合征、女性痤疮、多毛症、子宫内膜异位症、子宫腺肌病、痛经、子宫肌瘤、子宫内膜息肉等。

（一）服药后会变胖变丑吗？

（1）复方口服避孕药中的雌激素具有水钠潴留的作用，会引起身体轻度水肿，但并不是真正意义上的肥胖。

（2）复方口服避孕药中含的孕激素，有些品种，如去氧孕烯，具有雄激素活性，可以刺激食欲，吃得多了，可能引起体重增加。

随着药物制剂的发展，避孕药中的雌激素含量已降至很低；孕激素使用环丙孕酮、屈螺酮，不仅没有雄激素活性，还能拮抗雄激素的作用；另外屈螺酮还可以对抗水钠潴留，减少水肿。所以新型避孕药引起体重增加的因素已降至最低。

目前，COC 导致体重增加尚缺乏强有力的证据。那些在用药前已处于肥胖状态的患者，更容易出现体重增加。体重增加受到多种因素影响，比如年龄、种族、饮食、运动和既往妊娠等。少数女性服药后发生水钠潴留，表现为体重轻度增加，可继续服药，不影响健康；若体重增加明显可以停药观察。

少数女性服药后出现皮肤褐斑，日晒后加重，不影响健康，停药后多能减轻。服药期间，女性外出应做好防晒。

（二）长期用药会影响未来生育吗？

复方口服避孕药的作用时间较短，停药后即可恢复生理周期和生育力。

停药后的第1个月经周期会恢复排卵,恢复生育功能。并且,对停药后的妊娠无影响。如果用药期间意外怀孕,或妊娠期间误服了COC,并不增加胎儿先天性畸形的风险,发现怀孕时立即停药即可。因此,复方口服避孕药停药后即可妊娠,无须等待3~6个月。

(三)长期用药会引起癌症吗?

1. 卵巢癌

研究显示,COC可降低卵巢癌的发生风险。首次服用的年龄越早,服用时间越长,卵巢癌的发生风险越低。

2. 子宫内膜癌

COC可显著降低子宫内膜癌的发生风险。随着持续使用COC时间的延长,对预防子宫内膜癌的保护作用也逐渐增加,即使停用COC多年后对子宫内膜的保护作用仍持续存在。

3. 宫颈癌

研究显示,口服COC的女性患宫颈癌的风险增加。COC对宫颈癌的这种不利影响,停药后会降低,并在10年后恢复到正常人群水平。但服用COC不是宫颈癌的主要风险因素,人乳头瘤病毒(HPV)感染是患宫颈癌的主要因素。生殖器官感染HPV的概率与避孕方法有关。使用COC的女性,往往不会再同时使用避孕套,这种屏障作用的减少,增加了HPV的暴露。与其说COC增加了宫颈癌的发生风险,不如说COC增加了使用者HPV暴露的机会,从而增加了宫颈癌的发生风险。因此,建议使用COC的女性1年至少进行1次宫颈癌筛查,尤其是使用超过5年的女性。

4. 乳腺癌

COC是否增加乳腺癌的风险,结论尚不确定。大多数研究认为,口服COC的女性乳腺癌的相对危险度轻度升高,风险并不随服药时间延长而增大,且停药后10年内风险逐渐消失。口服COC的女性应定期进行乳腺检查。

（四）漏服了怎么办?

服用 COC 时尽量不要漏服,漏服会影响避孕效果,当 1 个周期中漏服 3 片甚至更多药片时,怀孕的可能性很大。另外,漏服也会引起阴道出血等不良反应。不同厂家的 COC,服药方法及漏服药片的处理措施不完全相同,以屈螺酮炔雌醇片(Ⅱ)为例,进行说明。

1. 正确的服药方法

从月经周期的第 1 天开始,每日服用 1 片浅粉红色药片,连续服用 24 天,随后在第 25 ~ 28 天每日服用 1 片白色药片。必须按照包装所标明的顺序,每天约在同一时间服用,最好在晚餐或睡前服用。通常会在服用最后 1 片浅粉色药片 3 天内发生阴道出血,无论出血是否停止,在口服最后 1 片白色药片后第 2 天开始服用下一盒药的浅粉红色药片。

2. 漏服药片的处理

(1)如果漏服的是浅粉色药片,漏服的处理流程见下图。

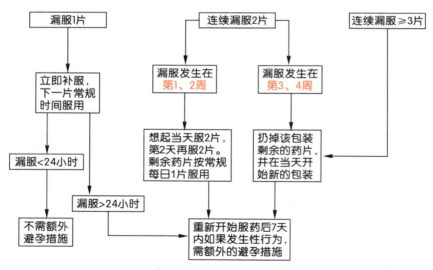

屈螺酮炔雌醇片(Ⅱ)漏服的处理流程

(2)如果漏服的是白色药片,扔掉漏服的药片,继续每天服药 1 片直至服完该包装所有剩余的药片。不需额外的避孕措施。

（3）发生呕吐的处理：如果在服药的 3～4 小时内呕吐，药物的活性成分可能还未被完全吸收。这如同漏服一片药，因此按以上"漏服"流程处理。如果不想改变正常的服药顺序，可从下一盒药中取一片药片服用。

✓ 每天同一时间服药
✓ 规律服药，不要漏服

可以定闹钟提醒自己哟！

➕ **药师提醒**

> 1. 复方口服避孕药停药后即可怀孕，无须等待 3～6 个月。
>
> 2. 服药期间应定期体检，包括宫颈癌、乳腺癌筛查。
>
> 3. 复方口服避孕药：坚持每天同一时间服药很重要。漏服片数越多，越影响避孕及治疗效果，还会引起阴道出血。

四、"出走"的子宫内膜——子宫内膜异位症！

正常情况下，女性的子宫内膜只存在于子宫腔内，在体内雌孕激素的作用下，子宫内膜周期性脱落及出血，形成月经。子宫内膜出现在子宫腔以外的部位称为子宫内膜异位症，简称内异症。异位的内膜可以出现在全身任何部位，如脐、膀胱、肾、输尿管、肺、胸膜、乳腺等。异位的子宫内膜也会随着体内激素水平变化而发生周期性脱落和出血，但脱落的内膜无法排出体外，只能在周围组织形成增生、囊肿或粘连。异位内膜的部位不同，症状也有所不同。如果异位的内膜在盆腔，主要出现痛经、小腹部疼痛、性交不适，甚至月经异常和不孕。

(一)如何治疗内异症?

内异症的治疗方法有2种：一种是药物治疗，可以阻止疾病的进展；另一种是手术治疗，适用于药物治疗后症状不缓解、生育功能未恢复、异位囊肿较大的患者。

药物治疗的主要目的是抑制体内雌激素的分泌，使病灶逐渐缩小甚至消除。主要治疗药物包括以下3类。

1. 孕激素

孕激素可以使子宫内膜萎缩，同时，抑制女性的性腺轴，使卵巢雌激素水平降低。包括地诺孕素、甲羟孕酮，左炔诺孕酮宫内缓释系统、地屈孕酮、孕三烯酮等。

2. 复方口服避孕药

复方口服避孕药含有雌激素和孕激素，可以抑制排卵及子宫内膜生长，同时抑制性腺轴，使体内雌激素维持在较低的水平。包括去氧孕烯炔雌醇、炔雌醇环丙孕酮、屈螺酮炔雌醇等。

3.促性腺激素释放激素激动剂

女性的卵巢分泌雌激素,受它的上级脑垂体的指挥。促性腺激素释放激素激动剂可以抑制垂体发出指令,同时抑制卵巢对垂体发出指令的反应,有效降低体内雌激素的水平,从而发挥治疗作用。这类药物包括:亮丙瑞林、戈舍瑞林、曲普瑞林。

(二)为什么手术后还要用药?

内异症有一个特点,手术后复发率高,尤其是年轻和有生育要求的女性,手术只切除了异位内膜病灶,保留卵巢组织,术后复发率高达40%左右。术后如不使用药物长期管理,也就没有了做手术的意义。手术后使用复方口服避孕药或促性腺激素释放激素激动剂3～6个月,并后续继续使用复方口服避孕药,可有效预防术后疼痛和内膜异位囊肿的复发。

(三)内异症用药需要注意什么?

(1)这3类药物属于处方药,虽然疗效确切,但不可自行使用。需要到医院做检查,医生做评估,排除禁忌证,确实需要使用时才能使用。

(2)口服药物尽量避免漏服,比如地诺孕素、复方口服避孕药,漏服会影响疗效,还会导致阴道不规则出血。

(3)使用过程中,按时复查,便于医生及时评估病情。出现不适应及时就医,不可擅自停药。

药师提醒

1.子宫内膜异位症需要长期管理,可延缓发展及降低复发。

2.用药前医师要全面评估,用药后应定期复查。

3.口服药物尽量避免漏服。

五、女性阴道炎，"药"用对了吗？

（一）女性常见阴道炎有哪些？

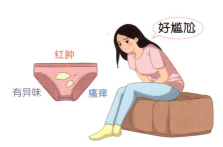

1. 细菌性阴道炎

细菌性阴道炎主要表现为阴道分泌物增多，有鱼腥味，性生活后加重，少数患者伴有轻度外阴瘙痒。

2. 真菌性阴道炎

真菌性阴道炎主要症状是阴道瘙痒症状明显，持续时间长，严重者坐立不安，以夜晚更加明显。部分患者有外阴部灼热痛、性交痛和排尿痛。阴道分泌物增多，呈豆腐渣样。

3. 滴虫性阴道炎

滴虫性阴道炎主要症状是阴道分泌物增多，为稀薄脓性、泡沫状、有异味；同时伴有外阴瘙痒，有些人伴有外阴灼热、疼痛、性交痛等。合并尿路感染的患者可有尿急、尿频、尿痛及血尿等症状。阴道毛滴虫能吞噬精子，影响精子在阴道内存活而导致不孕。

（二）阴道炎可以自行选药吗？

得了阴道炎，不建议自己到药店购买药物。因为不同种类的阴道炎，其致病菌不同，用药也各不相同。以下是常见阴道炎的药物选择。

1. 细菌性阴道炎

口服药物可选择甲硝唑、替硝唑、克林霉素；阴道用药可以选择甲硝唑阴道栓、甲硝唑凝胶、克林霉素软膏、克林霉素阴道栓。同时可以使用阴道用乳杆菌活菌胶囊，维持阴道的微生态平衡。

2. 真菌性阴道炎

阴道用药可以选择克霉唑、咪康唑、制霉菌素；口服药物可以选择氟康唑、伊曲康唑等。如果阴道炎反复发作，且原来的治疗方案难以治愈，建议到医院做分泌物培养，根据药物敏感试验结果选择药物。

3. 滴虫性阴道炎

首选全身用药。口服药物选择甲硝唑、替硝唑等。该病主要经性行为传播，性伴侣应同时进行治疗，并且在阴道炎治愈前避免无保护性行为。

不同种类阴道炎，我们自己很难通过症状判断；有时候阴道炎也不是单一致病菌，可能是 2 种或 2 种以上病原体的混合感染。所以，如果感到不适，应该到医院进行相关检查，医生做出诊断后，按照医嘱用药，而不能根据自身经验选药。

（三）用药有哪些注意事项？

（1）口服甲硝唑、替硝唑药物时，在治疗期间及停药后 3 天内禁止饮用含酒精的饮品及含有乙醇或丙二醇的其他药物；甲硝唑的代谢产物可使尿液呈深红色，对身体没有伤害，停药后即可恢复，不用担心。

（2）复发性真菌性阴道炎可能治疗疗程较长，如果口服氟康唑或伊曲康唑，应定期复查肝功能、肾功能。

（3）阴道用药前，清洁外阴部，清洗双手；应避开月经期；无性生活史的女性应在医师指导下用药。

（4）阴道炎治愈前避免无保护性性接触。

（5）勤洗澡勤换内衣，内裤单独清洗，在阳光下晒干，保持外阴清洁及性卫生，防止重复感染。

药师提醒

1. 不同的阴道炎用药不同，切不可按经验自行用药。

2. 保持外阴清洁、干燥，避免冲洗阴道。

六、"洗洗"更健康吗？

很多女性喜欢自行购买洗液，白带增多、有异味时，进行阴道冲洗；甚至在没有任何症状时，也会每日清洗，认为"洗洗"更健康。

（一）洗液的种类繁多

目前市面上常见的洗液主要有以下 3 类，并不都是药物，我们可以从批准文号了解它们的作用特点（表 4-2）。

表 4-2　常见洗液种类

类别	说明
妆字号	化妆品的一类，无治疗或预防作用，日常护理无须使用。
消字号	具有杀菌消毒作用，但无特异性，长期使用会导致外阴菌群失调。
药字号	经国家药监局严格审批，具有明确治疗作用，但较少单独使用，需凭医师处方购买。

（二）洗液使用方法

大多数洗液需加水按比例稀释，避免对黏膜刺激，例如百安洗液、洁肤净洗剂。这一点很重要，要根据医嘱，或查看说明书，按照 1∶10 或 1∶5 的比例稀释。部分洗液需通过阴道冲洗器冲洗阴道，也有一部分洗液可以直接涂抹外阴处。

（三）并不是"洗洗"更健康

一般来说，阴道炎的患者不建议阴道冲洗，冲洗时有可能将阴道的病原体带入宫腔，导致上行感染。对于没有阴道炎的女性更没有必要天天洗。阴道是一个微生态环境，由不同细菌组成，维持平衡状态。如果频繁地冲洗阴道,反而会破坏阴道的菌群平衡,更容易诱发妇科炎症。阴道炎时,可以使用洗液清洗外阴,避免其他部位的细菌污染生殖道。只有特殊情况下,医生会根据病情使用阴道冲洗的方法,以纠正阴道酸碱度,增加阴道抗菌能力,辅助治疗各类阴道疾病。

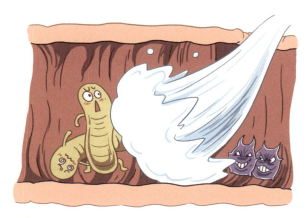

过度冲洗, 赶走益生菌, 更容易诱发阴道炎!

总体来说,如果出现外阴瘙痒、白带异常等情况,应尽快就医,在医师或药师指导下正确使用洗液和相关药物;健康女性没有必要常规使用洗液,只需每天使用温水清洗外阴即可。

⊞ 药师提醒

有异常时根据医嘱使用洗液;健康女性温水清洗外阴即可,无须常规冲洗阴道。

七、您会用阴道栓剂吗？

阴道栓剂是治疗阴道炎的常用剂型，局部用药效果好，并且可以避免全身用药的不良反应。然而，很多女性并没有掌握栓剂的正确使用方法。

（一）用药前准备

1. 清洁双手

使用阴道栓前，务必用肥皂及清水彻底洗净双手，确保双手的清洁。

2. 清洗外阴

使用温水或医生推荐的洗液清洗外阴，确保外阴的清洁，减少感染的风险。

（二）姿势与操作

1. 采取适当姿势

选择仰卧且双膝弯曲分开的姿势，这样会更方便放置药栓。

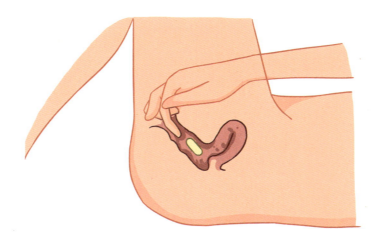

2.去掉包装

轻轻去掉药栓的包装,注意不要损坏药栓。

3.推入药栓

用清洁的手指或戴指套将药栓推入阴道深处。阴道为一上宽下窄的管道,尽量用食指往里面推,确保药栓能进入最深处。

(三)使用时间与注意事项

1.使用时间

最好在排尿后和睡前使用,以防药液流出而降低药效。如白天需用药,用药后最好保持卧姿15分钟以上。

2.药栓保存

如药栓因高温软化变形,可放入冰箱中数分钟,待其变硬后即可使用。

3.用药期间

避免性生活,以免影响药效或造成感染。

4.不适感处理

少数人在使用药栓后的初始几天可能会感到阴道内稍有不适,但坚持用药,不适感会逐渐减轻直至消失。如用药后明显不适,请立即停药并咨询医师或药师。

5.分泌物处理

用药后可能会有分泌物或有颜色的液体流出,这多是药渣,不必担心。可以使用卫生护垫以防弄脏内裤。

药师提醒

1.用药前保持双手及外阴清洁。

2.采取适当姿势,最好在排尿后和睡前使用,用药后最好保持卧姿15分钟以上。

八、盆腔炎如何用药？

盆腔炎是女性上生殖道感染引起的一组疾病，包括子宫内膜炎、输卵管炎、输卵管卵巢脓肿和盆腔腹膜炎。引起盆腔炎的细菌多数是由阴道上行而来，且多为混合感染。

（一）小腹疼痛是盆腔炎吗？

盆腔炎可因炎症轻重及范围大小而有不同的表现，小腹部疼痛是最常见的症状，疼痛特点为持续性，活动或性交后加重。其他的常见症状为发热、阴道分泌物增多。若病情严重可有寒战、高热、头痛、食欲缺乏。月经期发病可出现经量增多、经期延长。

但并不是所有小腹痛都是盆腔炎。出现小腹不舒服，不要大意，也不要过度担心和焦虑，应该到正规医院妇科就诊。医生会根据症状体征，做妇科检查、抽血化验及超声检查，还要排除一些其他可以引起腹部疼痛的疾病，综合判断后确定是不是盆腔炎。

（二）得了盆腔炎怎么办？

得了盆腔炎应尽早使用抗菌药物治疗。抗菌药物可以清除引起炎症的细菌，改善相关症状和体征，减少后遗症。经过规范的抗菌药物治疗，绝大多数盆腔炎能彻底治愈。但治疗疗程较长，至少持续 14 天。如果初始选择静脉给药治疗，可以在临床症状改善后转为口服药物治疗，总治疗时间应达到 14 天。如果没有得到及时正确的治疗，或者疗程不足，会引发相关后遗症，比如不孕、异位妊娠、慢性盆腔痛、盆腔炎反复发作等。

（三）用药应注意什么？

由于疗程较长，尤其是口服药物的患者，需要较好的依从性，不能因为腹痛减轻就自行停药。另外,也不能一直用药而不复查。一般来说,用药后3 天需要医生评估疗效,若症状无明显改善,考虑调整治疗方案。

如果选择静脉输注抗菌药物,每日的输注次数各有不同。比如说头孢类、青霉素类药物,一般 1 日给药 2～3 次,才能达到预期的治疗效果。口服药物主要在院外服用,我们要熟悉服药方法和注意事项。左氧氟沙星是治疗盆腔炎的常用药物,下面以左氧氟沙星为例进行介绍。

1. 服药方法

常用剂量为每次 500 mg,每 24 小时口服 1 次。建议空腹服药,即餐前1 小时或餐后 2 小时。根据该药的特点,左氧氟沙星 1 日用药 1 次,效果较好,不必分次给药。每日尽量固定时间用药,比如第 1 天是上午 10 时服药,之后也尽量固定在上午 10 时左右。

2. 注意事项

(1)注意防晒:用药后如果接触阳光或紫外线,会发生中度至严重的光敏性/光毒性反应,可能表现为过度晒伤的症状,表现为烧灼感、红斑、水疱、渗出、水肿等。用药期间避免过度暴露于光源下。当必须外出时,采取有效的防晒措施,如涂抹防晒霜,戴太阳镜,穿防晒衣等。如果出现以上症状,应停药就诊。

(2)多饮水:用药期间请多喝水,保持每日排尿量在 1200 mL 以上。

(3)相互作用:如果您正在服用铁剂、钙剂,或含铝镁的药物,这些药物可降低左氧氟沙星的疗效。如需同时服用,要间隔至少 2 小时。

(4)服药期间,应避免摄入含咖啡因的食物和饮料,如咖啡、可乐、茶、巧克力等。

(5)左氧氟沙星可干扰血糖水平,多发生于正在使用口服降糖药或使用胰岛素的糖尿病患者,建议密切监测血糖变化。如果在治疗期间出现低血糖反应,应立即停药并采取适当的治疗措施。

🧰 药师提醒

盆腔炎应尽早使用抗菌药物治疗,疗程至少 14 天,不可因症状好转自行停药。

九、药物流产那些事儿,您知道吗?

药物流产是人工流产的非手术方法,适合已经确诊为正常宫内妊娠,并且存在手术流产的高危因素,以及对手术流产有顾虑或恐惧心理的女性。目前,药物流产主要针对停经 7 周内的妊娠女性;对于 8~16 周妊娠,具备住院及抢救条件的医疗机构可以开展。

(一)药物流产使用什么药?

1. 米非司酮

第 1 天、第 2 天服用米非司酮,有顿服法和分次服用 2 种方法。根据孕周不同,使用的剂量也不相同,具体用量遵照医嘱。空腹或进食 2 小时后服用,服药后禁食 2 小时。

2. 米索前列醇

第 3 天空腹服用米索前列醇片 3 片(共 0.6 mg)。

(二)服药后为何要留院观察?

一般来说前 2 天服用米非司酮期间没有明显感觉,可以回家观察。在家里,观察腹痛、阴道流血情况,是否有组织排出。如有组织排出或出血多于月经量应及时到医院就诊。第 3 天服用米索前列醇片后,要在医院观察 6 小时。因为在此期间可能会有胚囊排出,大小便留在盆内,注意是否有组织排出。如果出血量较多,在医院可给予及时处理。胚囊排出后再观察 1 小时无出血方可离院。

(三)服药后孩子还能要吗?

有些孕妈妈没有想好,服用米非司酮后,还想要孩子,继续妊娠就需要考虑药物的安全性。动物试验显示,米非司酮有致畸性。在人体中,有联用米非司酮和米索前列醇终止妊娠失败后继续妊娠,观察到出生缺陷的报道。总体来说,使用药物后继续妊娠有一定风险,但这种风险还不十分确切,有待进一步研究。如果服药后希望继续妊娠,应按时围产保健,特别是超声检查,关注胚胎四肢发育情况。

🔲 药师提醒

1. 请医生判断是否适合药物流产。
2. 空腹服药,服用米索前列醇片后,必须留院观察。

十、谈"环"色变——药物环这么可怕吗？

药物环全称是"左炔诺孕酮宫内节育系统"，是一种 T 形环，里边含有孕激素左炔诺孕酮，这个药物在上环期间可以缓慢、匀速释放到子宫腔内。因此药物环除起到避孕作用外，还可以治疗一些妇科疾病，包括月经过多、子宫内膜异位症和子宫腺肌病、原发性痛经、子宫肌瘤、子宫内膜息肉、子宫内膜增生等。

(一)药物环有什么优势？

1. 药物环给药方式便捷

药物环放置后可维持 5 年有效。而口服的孕激素类药物往往要按周期服药，每日 1~2 次，患者需具备良好的依从性。

2. 药物环对子宫局部作用强，全身作用弱

药物环将孕激素直接释放至子宫腔内，子宫内膜中药物浓度最高，是血清中药物浓度的 1000 倍。因此，药物环在子宫局部发挥有效治疗作用，保护子宫内膜，同时对全身器官的不良反应较小。

(二)上环后不来月经怎么办？

药物环放置后的 6 个月内可能出现不规则阴道出血或点滴出血，但随后症状可逐渐缓解甚至消失。这种不规则出血一般总出血量很少，不需特殊治疗。放置 1 年后部分使用者会出现闭经，但这个闭经不是真正的绝经，也不影响卵巢功能，不需要特殊治疗，所以不用担心与焦虑。一般来说，取环后月经即可恢复。

(三)药物环常见哪些不良反应？

1. 卵巢囊肿

放置药物环后可能出现卵巢囊肿、卵泡增大，多数是在做超声检查时发

现的,通常无明显症状,相对较小时,可自行缓解;当直径>5 cm 时建议密切随访。对于大多数病例,卵巢囊肿在 2~3 个月的观察期内自发消失。如果没有消失,应继续超声监测。罕见情况下可能需要手术治疗。

2. 移位、脱落

所有的宫内节育器使用后都有脱落的风险。常见的导致移位、脱落的原因有月经过多、子宫腺肌病、子宫较大等。建议在放置后的第 1、3 个月,月经后行常规超声检查确认环的位置。使用中,如突然出现出血或疼痛症状,出血量突然增加,或治疗前伴有的症状复发(如月经量多、痛经),应警惕可能发生环的移位或脱落,及时到医院就诊。

3. 盆腔感染

与其他妇科操作相似,放置药物环也有发生严重感染和败血症的风险,但发生率极低。研究显示,左炔诺孕酮宫内节育系统使用者的盆腔感染率低于带铜宫内节育器的使用者。

(四)使用药物环应注意什么?

(1)放置前,按照医生要求做检查,包括盆腔检查、乳腺检查、宫颈涂片等。排除妊娠和性传播疾病,必须彻底治疗生殖道感染,并且确定子宫的位置和大小。

(2)在放置后 4~12 周必须随访检查,此后每年 1 次。

(3)当出现以下任何一种情况:偏头痛、局灶性偏头痛伴有不对称的视力丧失或提示有短暂性脑缺血的其他症状;特别严重的头痛;黄疸;血压明显升高;严重的动脉性疾病如卒中或心肌梗死;应及时就诊,考虑将环取出。

➕药师提醒

1. 药物环不同于传统金属避孕环,在避孕的同时,可以保护子宫内膜。

2. 药物环使用前应经过医师的科学评估,使用期间定期复查。

十一、更年期雌激素药物怎么选?

更年期是指女性从生育期过渡到老年期的特殊阶段,多数出现在 40 ~ 65 岁,其标志是绝经。在绝经前后出现的一系列相关症状统称为绝经综合征。目前,人们经常说更年期、更年期综合征,其实更规范的说法是围绝经期、绝经综合征。

(一)更年期忍忍就过去了? 需要用药吗?

绝经的本质是卵巢功能衰竭,雌激素波动性下降及缺乏导致相关症状,如月经紊乱、潮热出汗、睡眠障碍、情绪变化及全身肌肉关节痛等;如果长期缺乏雌激素会增加代谢性疾病的风险,包括钙代谢及糖、脂代谢异常,如骨质疏松症和心脑血管疾病等。目前,绝经管理的理念是在缓解

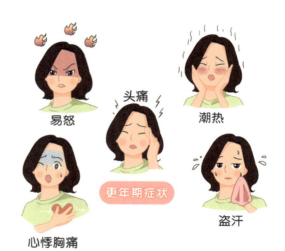

易怒　头痛　潮热　更年期症状　盗汗　心悸胸痛

绝经相关症状的同时"治未病",预防中老年慢性疾病的发生。换句话说,早期使用药物,只是改变睡眠障碍、潮热出汗这些症状,但对远期的并发症是有积极控制作用的。因此建议女性朋友对更年期症状进行早期干预,提高生活质量。

(二)有哪些药物可以选择?

针对更年期女性,主要治疗药物是雌激素,根据不同给药途径,雌激素有多种剂型。

1. 口服雌激素

口服雌激素包括两大类,第一类是单独的雌激素,如戊酸雌二醇片、结合雌

激素片、尼尔雌醇片。前两者每日用药1次;尼尔雌醇片是长效雌激素,可以每月服药1次,或每2周服药1次。对于子宫已经切除的女性,可以只服用雌激素;对于有完整子宫的女性,在服用雌激素的同时,可根据情况添加孕激素。

第二类是含有雌孕激素的复方制剂,比如雌二醇片/雌二醇地屈孕酮片、戊酸雌二醇片/雌二醇环丙孕酮片。药片分2种颜色,前半周期的药片只有雌激素,后半周期的药片含有雌孕激素。药品的包装是日历式,按照标明的顺序每日在固定时间服用1片。这类药物适合于有完整子宫,且处于更年期早期,希望有月经样出血的女性。另一种复方制剂为雌二醇屈螺酮片,每盒药有28片,每片药的成分都相同,同时含有雌孕激素,每日在同一时间服药,每次1片。该药适合于绝经超过1年,有子宫但不希望有月经样出血的女性。

2. 注射用雌激素

常用的注射用雌激素是苯甲酸雌二醇注射液,肌内注射,每周2~3次。

3. 经皮雌激素

常用的经皮雌激素有凝胶、乳膏以及贴剂。我们的身体通过皮肤吸收雌激素,提高体内雌激素的水平,从而改善更年期相关症状。

雌二醇凝胶、苯甲酸雌二醇乳膏,这2种药需要每天用药。选择每天固定的时间,取适量药品涂抹于较大面积的皮肤上,比如胳膊、臀部的上部、下腹部、腰部、大腿上部等部位,避开乳房或黏膜区域。半水合雌二醇贴片每周使用1次。在经皮使用雌激素期间,应根据情况决定是否添加孕激素。

4. 经阴道雌激素

经阴道雌激素,可改善中度或重度阴道萎缩症状,预防反复尿路感染,减少尿急、尿频、膀胱过度活动症和尿失禁,适用于以泌尿生殖道局部症状为主的女性。主要药物有雌三醇乳膏、结合雌激素乳膏、普罗雌烯乳膏等。全身不良反应小,可持续给药,无胃肠道刺激,很少发生阴道出血,高龄女性仍可考虑使用。

(三)雌激素的作用有"好"有"坏"

1. 体重增加

许多女性,进入中老年后,肚子开始变大,这与体内雌激素水平降低有一定关系。适当的补充雌激素可减少绝经后相关腹部脂肪堆积,减少总体脂肪量。

2. 乳腺癌

女性乳腺癌发病的中位年龄为 48～50 岁,恰好也处于围绝经期。无论是否补充激素,均需充分重视这个年龄段的乳腺健康。目前的研究显示,单独应用雌激素基本不额外增加乳腺癌风险,雌、孕激素联合应用轻度增加乳腺癌风险,属于罕见级别,低于不良生活方式造成的乳腺癌风险。

3. 心脑血管疾病

对于年龄<60 岁、绝经 10 年内且无心血管疾病的女性启动激素治疗,不增加冠状动脉粥样硬化性心脏病(冠心病)和卒中的风险,且能降低冠心病死亡率;对于年龄≥60 岁、绝经超过 10 年的女性,启动激素治疗增加冠心病和缺血性卒中的发生风险。因此启动激素治疗的时机也非常重要。

4. 高血糖

雌激素可降低绝经后女性空腹血糖水平和改善胰岛素抵抗,增加胰岛素敏感性,改善代谢,有助于血糖控制,减少或延缓发展为 2 型糖尿病。口服雌激素与经皮给药相比,能更大程度减少或延缓糖尿病的发展,尤其在绝经10 年内获益更明显。

5. 静脉血栓

口服雌激素有增加静脉血栓的风险,所以有静脉血栓栓塞病史的女性禁用口服雌激素治疗。使用经皮给药的雌激素可降低血栓栓塞事件的发生率。

综上所述,没有绝对安全的雌激素,但可以选择合适的给药途径、合适的给药剂量、合适的给药时机。因此,我们应在医生的评估下,结合自身情况,选择合适的雌激素及剂型,改善更年期症状。

🧰 药师提醒

1. 雌激素有多种剂型和给药途径,应根据医嘱和自身情况,选择合适的品种。

2. 有静脉血栓栓塞病史的女性禁用口服雌激素治疗。

第五部分
家庭小药箱

一、家庭小药箱到底该准备哪些药品?

生活中,我们难免会遇到各种小病小痛。这个时候,及时给予对症处理就显得额外重要,越来越多的家庭开始着手准备自家的小药箱。那么,我们该如何选择药箱常备药品呢?

(一)家庭药箱备药的原则

(1)遵循"急病急用、小病便用、避免药物资源浪费"的原则。

(2)根据家庭人员的组成和健康情况备药,重点关注特殊人群(如儿童、老人)。例如表妹家的宝贝经常晕车,那么抗晕车药物就是他们的必备药物,但我家宝贝经常便秘,我家就常备一些治疗便秘的药物。另外,我家老人患有"三高",去年查出来有心脏病,因此我会准备一些硝酸甘油、阿司匹林等急救药物,放置在老人床头柜里面。

(二)药师推荐的家庭备药清单

(1)抗感冒类药物、建议能够准备一些抗感冒的中成药、退热药、止咳药。市面上感冒药种类繁多,多数为复方制剂,兼具多种成分,务必查看成分栏,避免重复用药。

(2)通便药:乳果糖、开塞露。

(3)止泻药:蒙脱石散。

(4)抗过敏药:氯雷他定、西替利嗪、扑尔敏等。

(5)外伤类药物:碘伏、创可贴、棉签、纱布、酒精棉片。

不建议普通家庭备用抗菌药物,因为大部分人分不清楚自己到底是细菌感染还是病毒感染,而且很多抗菌药物名字相似但治疗的细菌种类不同,建议咨询医生或药师后再用药。

要特别注意的是严禁混入家庭成员过敏的药物。

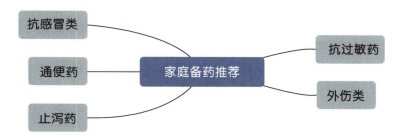

药师提醒

1. 以"急病急用、小病便用、避免药物资源浪费"为原则,根据家庭人员的组成和健康情况来备药。

2. 严禁混入家庭成员过敏的药物。

二、如何科学合理存放药品？

家庭药箱的药物准备好了，该如何存放？药品说明书上的"避光""遮光""密封""密闭"该如何操作？今天药师手把手教你科学存放家中常备药。

（一）药品存放位置

家庭成员公用的药箱尽量放置在公用区域，方便存取，尽量上锁或者安装卡扣，避免儿童打开，以免孩子误服；家庭成员的个人用药可以放置在自己方便拿取的位置，例如有心脏病的老人，卧室里需要存放硝酸甘油、阿司匹林等急救药品。

（二）药品存放环境

（1）避光指避免阳光直射。建议：家庭小药箱不要放在阳光充足的阳台。

（2）遮光是指用不透光的容器包装，例如硝酸甘油片。建议：可以用不透光的容器或黑纸包裹容器。

（3）密闭是指将容器密闭，以防止尘土及异物进入。

（4）密封是指将容器密封，多为具有挥发性或特殊气味的药物，需要防止风化、吸潮、挥发或异物进入。建议：可以用密封袋或密封盒。

（5）阴凉处是指不超过 20 ℃之处。

（6）凉暗处是指避光且不超过 20 ℃之处。建议：使用不透光的盒子，温度高时可以冰箱冷藏。

（7）冷处是指 2～10 ℃之处。在《中华人民共和国药典》中未提及冷藏的温度，参考生物制品的保存中冷藏指 2～8 ℃。

（8）常温是指 10～30 ℃。大多数药物都是常温保存，不需要特意放进冰箱。

(三)注意事项

1. 防潮保存

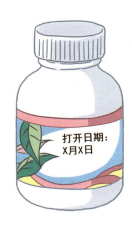

有些药品在潮湿的空气中,会吸收空气中的水分,出现溶化、发酵、粘连。常见易吸水的药品有阿司匹林、阿卡波糖片、酵母片、维生素 B_1 等,还有一些泡腾片、冲剂、中药丸剂以及各种胶囊剂等。建议:在潮湿的季节,药品存放在密闭的盒子/袋子里。

2. 药品的效期管理

标注打开日期,必要时标注使用期限,定期查看,近期的药物做好标记并放到易拿取的位置,利于优先使用。

3. 分类存放药品

可以建立一个药品登记表,记录药品名称、数量和有效期,贴在药箱上或放在药箱内显眼处。建议将内服药和外用药、处方药和非处方药、特殊人群用药、易混药品、急救药品与常规药品等分开存放。

🧰 药师提醒

1. 药箱要远离儿童。

2. 根据药品说明书中【贮藏】栏中的要求存放药物。

3. 标注打开日期,必要时标注使用期限,定期查看。

4. 内服和外用、急救药品与常规药品分开存放。

三、药品使用期限和有效期有什么区别?

前两天有位宝妈询问宝宝咳嗽的用药问题,给她推荐了止咳糖浆后,宝妈咨询:去年打开的那瓶没喝完,还在有效期内,是否可以继续喝?那么,咱们先来了解一下药品使用期限和有效期的区别。

(一)什么是药品有效期和使用期限?

药品有效期,是指药品在规定的贮存条件下(说明书中【贮藏】项),能够保持药品质量的期限。通常标注在药品外包装和标签上。

药品使用期限,是指药品打开使用后,在规定的储存条件下,可以保持药品质量的期限。这个概念通常指的是多剂量包装药品。如瓶装消毒液、大部分眼药水、滴鼻剂等。因为药品首次开启后,其原有的稳定性发生变化,所以需要在一定期限内使用,这个期限不同于药品有效期,而且通常短于药品有效期。

【贮藏】遮光、密闭保存。
【包装】
口服液体药用聚丙烯瓶装,
每瓶100毫升,每盒1瓶
【有效期】暂定36个月
【执行标准】
WS-341(X 311)-2001(1)-2014Z
【批准文号】
国药准字H19991011
【说明书修订日期】
2017年1月25日

（二）常用剂型的药品使用期限

目前我国部分药品说明书尚缺乏对药品启用后使用期限的标示。

美国食品与药品监督委员会发布的《重新包装于单元剂量容器中固体制剂的有效期》中指出，对于重新包装于单剂量的固体制剂（如开封后重新分装的药片、胶囊），其有效期自重新包装之日起不应超过6个月或药品剩余有效期的25%，以较早者为准。大部分专家认为对于打开的整瓶的片剂或胶囊，遵循以上原则，也就是不超过6个月。也有个别情况，例如随身携带的硝酸甘油片，因为人体体温高，使用期限为1个月。

1. 糖浆剂

由于里面含有糖分，容易滋生细菌而出现变质，在未受到污染的情况下，可以室温保存1~3个月，一般冬天不超过3个月，夏天不超过1个月。

2. 口服溶液、混悬剂

在未受到污染的情况下，一般可以室温保存2个月。

3. 眼用制剂、鼻用制剂

如眼药水、滴鼻液等，开封后可保存使用4周。

4. 软膏剂（无挥发性）

室温可以保存2个月，一旦药品出现外观、气味、颜色、性状的改变，就不能再使用了。

🔸药师提醒

1. 药品开封后遵循使用期限，未开封时遵循包装上的有效期。
2. 应注意不同剂型药品的使用期限不同。

四、所有药品都适合"保鲜"吗？

炎热的夏季,我们的药品是不是也需要放到冰箱呢? 正确的做法是:查看说明书! 因为我国上市药物包装盒或说明书上是必须写明药物的贮藏条件。

(一)常见药品贮藏温度

不同的药品适宜的贮藏温度不一样,需要看清说明书上的标示,常见有下列几种:常温(10~30 ℃)、阴凉(不超过20 ℃)、冷藏(2~10 ℃)、冷冻(0 ℃以下)。

(二)常见需要冷藏的药品

(1)新鲜采摘的中药,尤其是贵重类鲜药,可采用装袋后冷藏。

(2)部分栓剂,这些药会因气温过高出现软化,影响使用。

(3)部分活菌制剂和生物制剂。

(4)代煎中药。

(5)未开封的胰岛素,不要放在冰箱门上,容易导致晃动,不利于胰岛素长期保存,也不能紧贴冷藏室内壁,因为这些位置温度较低会出现结冰的风险。

(6)极少部分的药品需要冷冻储存,例如司莫司汀胶囊等。

(三)不建议冰箱冷藏的药品

不是所有的药物都适合放冰箱,一方面因为温度会影响药品制剂的稳定性,像糖浆(在过低的温度下,药物或糖分会析出,导致浓度不准确)、混悬液(容易分层)、软膏(影响膏剂的均匀性和药效);另一方面因为某些药物吸潮后药效降低,如开封的片剂和颗粒剂。

➕ 药师提醒

1. 查看说明书来明确药物的贮藏要求。

2. 不适合放冰箱的药品:糖浆、混悬剂、软膏等。

五、服药时如何饮水？

吃药时难免要喝水，用什么温度的水？用多少毫升的水来送服药物更科学呢？哪些药物需要多饮水？哪些需要少饮水？

（一）服药喝水的一般原则

1. 服药需要喝什么温度的水？

最好选用 40 ~ 50 ℃ 的温水服用。对于蛋白质或益生菌类成分的药品如胃蛋白酶合剂、胰蛋白酶合剂、淀粉酶、多酶片、乳酶生、酵母片等，受热后凝固变性，失去作用。维生素 C、维生素 B_1、维生素 B_2 等药品受热后易造成化学结构破坏，均不宜热开水送服。

2. 喝多少量合适？

以一杯水量为宜。用 20 mL 的温水服药，吸收率仅为 43%，而用 200 ~ 250 mL 温水服药，吸收率可达 90% 以上，因此建议用 200 ~ 250 mL 温水服药。

（二）服药喝水的特殊情况

1. 服用时应少喝水的药物

胃黏膜保护剂（如硫糖铝、枸橼酸铋钾）、糖浆、含化润喉片，黏膜保护类止泻药物（如蒙脱石散）短时间内不宜饮水。

2. 应多喝水的药物

（1）可造成失水的药物：有利尿作用的平喘药如氨茶碱，降糖药物钠-葡萄糖协同转运蛋白 2 抑制剂（$SGLT_2$ 抑制剂，简称"列净类"）。有出汗作用的解热镇痛药（布洛芬、对乙酰氨基酚等）。

（2）减少食管刺激：双膦酸盐类药物（如依替膦酸、阿仑膦酸、利塞膦酸等）、多西环素、米诺环素对食管有刺激,需站立服用且喝至少 200 mL 水(尽快到达胃部)。

（3）防止结晶形成:抗痛风药(如苯溴马隆、丙磺舒),喹诺酮类和磺胺类等主要经肾脏排泄的药物。

（4）减少胃部刺激:四环素类、补铁剂。

（5）减少肾毒性:抗病毒药物阿昔洛韦、泛昔洛韦,氨基糖苷类通过肾脏排泄。

（6）胶囊剂:建议喝足量的水(150 mL 左右),以免胶囊附于食管壁,刺激食管黏膜。

药师提醒

1. 一般建议 200～250 mL 的 40～50 ℃温水送服。

2. 服用时应少喝水的药物:胃黏膜保护剂、糖浆,含化润喉片,黏膜保护类止泻药物。

3. 服用时应多喝水的药物:可造成失水的药物、减少食管刺激、防止结晶形成、减少胃部刺激、减少肾毒性、胶囊剂。

六、蒙脱石散该如何使用才有效？

蒙脱石散不能被人体吸收,孕妇、儿童均适用,因此成为家中常备的治疗腹泻药物。为了有效地使用蒙脱石散,以下是一些关键步骤和注意事项。

(一)使用关键步骤

1.正确的服用时间

建议在餐前1小时或餐后2小时服用,因为食物会影响其在消化道内的覆盖和固定作用。

2.适量的药物和水

将适量的蒙脱石散(通常成人每次1袋,3 g)倒入约50 mL的温开水中,搅拌均匀后迅速服用。使用过少的水可能会导致药物过稠,难以下咽,而过多的水则会使药物过度稀释,影响药效。请注意,蒙脱石散不溶于水,只要均匀分散即可。

3.不要超量

在急性腹泻时,首次剂量可以加倍,但日常不能超量或缩短服药间隔。

(二)使用注意事项

1.与其他药物的间隔

如果需要服用其他药物,应与蒙脱石散间隔至少1小时,以免由于被吸附而导致药效降低。

2.注意副作用

便秘是蒙脱石散最常见的副作用。服药期间如大便粪质变稠成形时可停药。因长期服用蒙脱石散可能导致脱水等不良反应,因此不建议长期使用。

3. 关注腹泻脱水

在腹泻期间,特别是急性腹泻时,应关注脱水情况并及时补液。可以服用温水、淡盐水或糖水来预防脱水和电解质紊乱。

总之,为了有效地使用蒙脱石散,应遵循医生或药师的建议,正确服用并注意可能的副作用和相互作用。如有任何不适或疑问,请及时就医咨询。

蒙脱石散使用注意事项

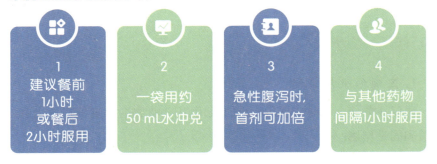

1
建议餐前
1小时
或餐后
2小时服用

2
一袋用约
50 mL水冲兑

3
急性腹泻时,
首剂可加倍

4
与其他药物
间隔1小时服用

➕**药师提醒**

1. 建议餐前 1 小时或餐后 2 小时服用。

2. 一袋用约 50 mL 水冲兑。

3. 急性腹泻时,首剂可加倍。

4. 与其他药物间隔 1 小时服用。

七、开塞露您用对了吗？

一支小小的开塞露，给便秘患者带来了大大的方便，但您了解开塞露吗？使用开塞露时，是坐？是卧？还是趴？挤进后多久能解大便？今天带您认识开塞露的正确使用方式。

(一)开塞露是如何发挥通便作用的?

开塞露的主要成分是甘油或山梨醇，可使水分渗入肠腔，软化大便，肠道扩张而刺激肠壁，反射性引起排便反应。

(二)开塞露的正确使用方法

1. 使用前准备

清洁肛门周围皮肤，准备好开塞露和手套。

2. 使用者的姿势

侧卧位或者俯卧位。

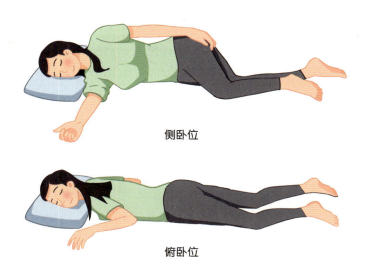

侧卧位

俯卧位

3. 打开开塞露

剪去开塞露顶端的封口,露出光滑的开口。

4. 涂抹润滑

挤出少量开塞露于手指上,涂抹在开塞露开口处和肛门,以便更容易插入肛门。

5. 插入肛门

轻轻将开塞露插入肛门,直至感到轻微阻力。

6. 挤压开塞露

快速挤压开塞露,将润滑剂挤入直肠内。

7. 保持姿势

挤压完毕后拔出,用卫生纸或纱布按住肛门 1～2 分钟,通常 5～15 分钟可排便。

8. 排便

如有需要,可重复使用。

🔳 药师提醒

1. 使用前要清洁肛门,以免由于开塞露不干净而引发感染。

2. 剪开开塞露时一定要剪成钝口,避免损伤肛门或直肠黏膜。

3. 使用开塞露后,如长时间无法排便或出现便血、腹痛等症状,应及时就医。

4. 开塞露只能作为临时缓解便秘的方法,长期依赖使用可能导致肠道功能受损。患者应改善饮食和生活习惯,增加膳食纤维摄入,保持规律排便。

5. 孕妇、儿童、老年人及患有严重疾病的患者在使用开塞露前,应先咨询医生意见,以确保安全。

八、乳果糖口服溶液如何服用效果最佳?

乳果糖作为家中必备治疗便秘的药品之一,大家再熟悉不过了,但对于什么时间服用的效果最好,却是众说纷纭。空腹? 餐中? 餐后? 1 日 1 次还是 3 次? 今天带您彻底搞明白这件事。

(一)乳果糖的用途

乳果糖是一种人工合成的双糖,因为人体肠道内没有相应的双糖酶,乳果糖口服后在胃肠道几乎不被吸收入血。临床上,将乳果糖口服溶液用于慢性或习惯性便秘,调节结肠的生理节律,还用于肝性脑病,治疗和预防肝昏迷或昏迷前状态。

(二)乳果糖口服溶液该如何服用?

乳果糖口服溶液的说明书提示:请在每天固定时间服药,用于成人便秘时最好在早餐时 1 次服用 30 mL,治疗几天后,可根据便秘情况减少剂量。服用该药通常 1~2 天就可见效,如果 2 天后仍然没有明显的效果,可以考虑增加剂量。如果增加后服用剂量比较大,就可分为 1 日 2~3 次随餐服用,服药期间,每日饮水量 1.5~2 L。症状改善后,减量时推荐优先保留早餐时服用的方法。

乳果糖还是一种益生元,有助于促进肠道有益菌群的生长。在肝性脑病、肝昏迷或昏迷前期,乳果糖能减少内毒素的蓄积和吸收,达到降低血氨水平的目的,从而发挥治疗肝性脑病的作用。治疗肝性脑病,起始剂量 30~50 mL,一日 3 次,维持剂量应调至每日最多排 3 次软便。

便秘　30 mL，早餐时服用
效果不佳增加剂量
超过50 mL时，增加为1日2~3次

乳果糖口服液

肝性脑病　30~50 mL，1日3次服用
维持每日2~3次软便

乳果糖在胃肠道不吸收，本身不升高血糖，但口服液制备过程中会增加一些半乳糖、乳糖作为"调料"增加口感，在治疗便秘的剂量下对血糖影响较小，糖尿病患者可以使用，但在治疗肝性脑病时剂量较大，糖尿病患者应慎用。

药师提醒

1.乳果糖治疗目的不同，服用方法不同。

2.治疗便秘时建议早餐时一次服用，量大时分为1日2~3次随餐服用。

3.治疗肝性脑病时应分次服用，保持每天最多2~3次软便。

九、盘点使用前需要"摇一摇"的药品！

在喝果粒橙之前，我们都记得那句熟悉的广告词"喝前摇一摇！"，殊不知在日常使用的药物中有一些使用前是需要震荡摇匀的，如果您忘记摇一摇，轻则影响治疗效果，重则失效甚至产生毒副作用！今天我们就来看一看，有哪些药在使用前需要摇一摇呢？

（一）混悬液

混悬液是将难溶的固体药物微粒通过液体溶解的剂型，久置后，有时可以看到明显的分层。例如多潘立酮混悬液、对乙酰氨基酚混悬液、布洛芬混悬液、蒙脱石混悬液等。

（二）干混悬剂类药物

干混悬剂是指难溶性药物与适宜辅料制成粉状物或粒状物，临用时加水振摇即可分散成混悬液供口服的制剂。例如阿奇霉素干混悬剂、头孢克洛干混悬剂等。

（三）中药口服溶液制剂

糖浆存放时间久了，中药提取物比重大，容易产生沉淀，糖浆类药物"怕冷"，低温会使蔗糖、药物的溶解度降低，进而析出形成结晶，再加上蔗糖的比重大于水，所以瓶内下层的浓度要高于上层，服用前要充分振摇。

中药口服液：如复方甘草口服溶液。注：某些品种含有乙醇，避免与头孢类药物同服。

（四）某些混悬型气雾剂

含两种及以上药物的混悬型气雾剂由于各成分密度、粒径不一，静置后可能出现分层,在使用前需要摇一摇。

(五)某些外用药品

如炉甘石洗剂。

使用前需要"摇一摇"的药品

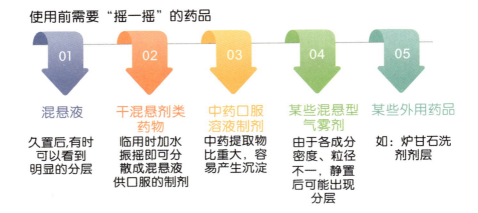

01	02	03	04	05
混悬液	干混悬剂类药物	中药口服溶液制剂	某些混悬型气雾剂	某些外用药品
久置后,有时可以看到明显的分层	临用时加水振摇即可分散成混悬液供口服的制剂	中药提取物比重大,容易产生沉淀	由于各成分密度、粒径不一,静置后可能出现分层	如:炉甘石洗剂剂层

➕ 药师提醒

1. 在药品说明书中查阅使用前是否需要摇一摇。

2. 混悬液、干混悬剂类药物、中药口服溶液制剂、某些混悬型气雾剂、某些外用药品需要用前摇一摇。

十、使用滴眼液不可忽略的小细节！

扒开眼睛，随便滴进几滴眼药，合上眼睛。您平时是不是如此点眼药？今天咱们来学习一下眼药水的正确使用4个步骤：一洗、二仰、三滴、四按。

（一）眼药水的正确使用

"一洗"：洗净双手，防止经手感染眼睛和滴眼液。

"二仰"：滴眼时，头向后仰或者是平躺。

"三滴"：将下眼睑下拉与眼球分开，眼球稍往上转动；另一只手拿着药瓶，在距眼睛2～3 cm的地方，将眼药水滴入结膜囊内，

"四按"：滴完后轻轻闭上眼睛，同时用手指按压内眼角2分钟，防止药液顺着鼻泪管流入鼻腔，然后用干净的纸巾将多余的药液擦去。

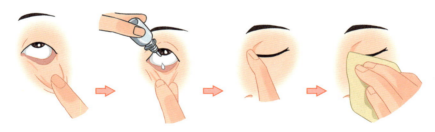

（二）注意事项

（1）核对滴眼液瓶标有效期（注意保质期），药液有无混浊、变质、沉淀或絮状物。

（2）将药液滴在眼睛下方的结膜囊内，避免将药液直接滴在角膜上（黑眼珠），以防刺激眼睛。涂眼药膏的体位同滴眼液一样，可将眼膏直接挤在结膜囊内。可上下左右转动眼球，但不要眯眼、眨眼或揉眼睛。

（3）打开瓶盖后，瓶盖口不要朝下放置，防止沾染细菌；滴药时瓶口不要接触眼睛睫毛或者其他物品，使用后应将瓶盖拧紧，以防污染药品。

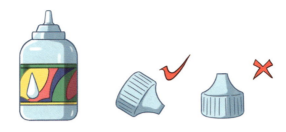

（4）一次滴 1 滴眼药水即可，多滴会造成浪费。

（5）使用多种眼用制剂的患者，应先用滴眼液，后用凝胶或眼膏，且每种药需隔开 5～10 分钟以上使用。

（6）单眼感染，为避免交叉感染，建议两只眼睛均用药，应先滴健眼，后滴病眼。

➕ 药师提醒

1. 眼药水的正确使用 4 个步骤：一洗、二仰、三滴、四按。

2. 滴眼液的有效期、滴眼液的量、顺序等细节不容忽视。

十一、如何选择皮肤消毒液?

家有宝宝,难免会磕磕碰碰,因此皮肤消毒剂成了宝妈家庭小药箱的必备之选,但市面上皮肤消毒剂琳琅满目,我们该如何选择呢?

(一)红药水、紫药水退出舞台

红、紫药水主要用于浅表皮肤外伤、黏膜感染等症状,杀菌效力较差。因汞的毒性和甲紫溶液有潜在致癌风险,现不推荐用于消毒。

(二)双氧水不用于颜面部

双氧水又称过氧化氢,日常使用浓度为2%~3%,稳定性差,保存不当易失效。其主要用于皮肤创面消毒,使用时会因双氧水分解而产生气泡,将创面氧化成白色,产生灼烧感。

此外,双氧水还会因刺激性而继发瘢痕组织增生,故不推荐用于颜面部消毒。

(三)医用酒精不用于破皮的伤口

医用酒精浓度为75%,渗透能力强,稳定性差,保存不当易挥发失效。其杀菌效力强,且刺激性强,延缓伤口愈合,促进瘢痕组织形成,故不推荐用于开放伤口及眼、鼻、口、会阴等敏感黏膜部位消毒。

(四)碘酊

碘酊又称碘酒,为一定浓度的碘和碘化钾的乙醇溶液,浓度越大,颜色越深,杀菌效果越强,0.5%和2%碘酊都可用于皮肤消毒,0.5%碘酊不需脱碘,而2%碘酊需75%乙醇脱碘。因为其刺激性和腐蚀性,只能用于完整皮肤的消毒,否则会延缓伤口愈合,促进瘢痕组织形成。

（五）碘伏

碘伏也称聚维酮碘、皮维碘,常用医用浓度为1%,外科手术一般使用2%碘伏,阴道冲洗一般使用0.5%碘伏。市售碘伏浓度一般在0.45%～0.55%之间,安全有效,可用于除眼睛外的任何伤口,推荐家中常备。

（六）安尔碘

安尔碘全称安尔碘皮肤消毒剂,为碘和醋酸氯己定的酒精溶液,依据碘和醋酸氯己定的浓度不同,可以分为Ⅰ、Ⅱ、Ⅲ型。其中,Ⅰ型和Ⅱ型主要区别是碘含量不同,Ⅰ型含碘量最高,杀菌效果略强,对黏膜和伤口有一定的刺激性,两者均用于皮肤表面消毒;Ⅲ型因不含酒精,刺激性小,可用于皮肤、黏膜和创面消毒。

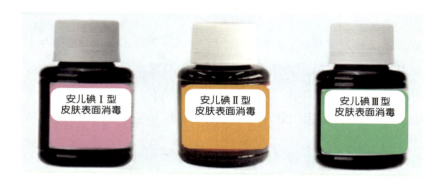

温馨提醒:瓶装的供棉签或棉球蘸取的皮肤消毒剂一般开瓶后保质期为7天,直接倾倒使用的皮肤消毒剂一般开瓶后保质期为30天,单个包装的如碘伏棉棒或酒精棉片,随开随用,保质期见外包装。

⊞ 药师提醒

1. 皮肤消毒剂要放置在儿童不易接触的位置。

2. 各种皮肤消毒剂适用范围不同,非专业人员不建议混用。

3. 建议瓶装的皮肤消毒剂打开后标注开封日期,关注使用期限。

十二、不能一贴解万"愁"
——哪些伤口不适合用创可贴?

创可贴是家庭保健必备品之一,它给人们生活带来方便,但创可贴只适用创伤较为表浅,伤口齐整、干净、出血不多又不需要缝合的小伤口,过于依赖创可贴或使用不当时会引起不良后果,造成不必要的痛苦。哪些伤口不适合用创可贴?

(1)当伤口内有异物时,应到医院清创或取出异物包扎处理。

(2)铁器(如铁钉,生锈刀口)误伤手指、脚趾时不能用创可贴包扎,要清洁伤口后暴露以防感染伤口,且要立即注射破伤风疫苗。

(3)动物(如猫、狗)咬伤后也不能用创可贴包扎,应先用肥皂水冲洗多次,然后用碘伏消毒,让伤口暴露,并注射狂犬疫苗。

(4)烫伤后出现的皮肤破溃、流水均不能用创可贴,以防分泌物引流不畅而促发感染。

(5)皮肤疖肿部位含有一定的脓液,贴上创可贴后不利于脓液的引流和吸收。

(6)创可贴其主要止血物质为苯扎氯铵,若对医用胶布或苯扎氯铵过敏则不能使用创可贴。

药师提醒

1.创可贴只适用创伤较为表浅,伤口齐整、干净、出血不多又不需要缝合的小伤口。

2.伤口内有异物、铁器伤、动物咬伤、烫伤、皮肤疖肿部位、对医用胶布或苯扎氯铵过敏均不适合创可贴。

十三、雾化器选购攻略有哪些?

近几年来,人们对雾化的疗效认知度增强,越来越多的家庭选购雾化器。面对市面上种类繁多的雾化器,我们该如何选择呢?

(一)雾化的原理及优势

雾化器使用氧气、压缩空气或超声波功率将溶液和悬浮液分解成小的气溶胶液滴,可以直接从装置的吸嘴吸入,可用于呼吸系统疾病的局部给药。一方面,与喷剂相比,雾化吸入能以较快的速率传输更大剂量的药物颗粒。另一方面,对呼吸道局部组织有较强的直接作用或药效,全身副作用相对较小。

(二)雾化适用的疾病

1. 咽喉疾病

咽喉部急性炎症、咽喉部慢性炎症、喉部损伤及水肿、气管切开术后雾化。

2. 肺部疾病

哮喘、慢性阻塞性肺疾病、支气管扩张症、慢性支气管炎、激素敏感性咳嗽、感染后咳嗽、呼吸机相关性肺炎。

(三)雾化器的选择

雾化器分成给药装置和吸入装置两部分。

1. 雾化给药装置的选择

(1)雾化给药装置的分类:小容量雾化器是目前临床最为常用的雾化吸入装置,其储液容量一般小于 10 mL。根据发生装置特点及原理不同,目前临床常用雾化器可分为射流雾化器、超声雾化器和振动筛孔雾化器。3 种雾化器特点对比见表 5–1。

表5-1　3种雾化器特点的对比

项目	射流雾化器	超声雾化器	振动筛孔雾化器
产生微粒大小/μm	2～4	3.7～10.5	网孔的大小决定雾化颗粒直径的大小
优点	（1）需药液量少，雾化时间短,所产生的微粒较小,更易在下呼吸道沉积 （2）结构简单、经久耐用,临床应用广泛	（1）释雾量大 （2）无噪声	（1）可用电池,小巧轻便、噪声小,残留药物小 （2）药液可置于呼吸道上方,不受管道液体倒流污染 （3）可随时调整药物量,肺部沉积率大
不足	（1）噪声大 （2）需电源	（1）影响含蛋白质或肽类药物的活性,及混悬液（如布地奈德雾化吸入混悬液）中的药物分布稳定性 （2）不适用于哮喘等喘息性疾病的治疗	（1）种类有限 （2）滤网耐久性能较低

（2）主要评价指标如下。

1）有效雾化颗粒的直径:指有治疗价值（即能沉积于咽喉部及气道）的雾化颗粒直径。雾化颗粒直径对药物沉积位置有直接影响,有效雾化颗粒直径应在0.5～10 μm。其中粒径5～10 μm的雾粒主要沉积于口咽部,粒径3～5 μm的雾粒主要沉积于肺部,粒径<3 μm的雾粒50%～60%沉积于肺泡。0.1～1 μm的粒子90%的药物微粒随呼气排出体外。由此可得出,颗粒并非越小越好,对于咽部疾病建议5～10 μm较好,1～5 μm的粒子肺部沉积好。

2）单位时间的释雾量:释雾量大则在相同时间内吸入的药物剂量大,能更有效地发挥治疗效用。但也应注意药物短时间内大量进入体内带来的不良反应,如可能导致肺积液过多（肺水肿）,或气道内附着的干稠分泌物经短时间稀释后体积膨胀,导致急性气道堵塞。

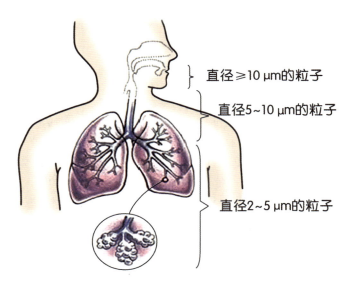

直径≥10 μm的粒子

直径5~10 μm的粒子

直径2~5 μm的粒子

（3）根据病情和雾化药物性质选择：以单纯湿化气道，稀释痰液为目的可选用超声雾化器；但如果使用布奈德混悬液则不能选择超声雾化器，必须使用射流雾化器和振动筛孔雾化器；哮喘发作，喘息严重患儿须用氧气射流雾化器快速使用方能达到快速缓解目的。

2.吸入装置的选择

一般分为面罩式和口含式。

（1）根据患儿年龄特征选择：如果患儿易哭闹（如<2岁），不合作，一般建议使用面罩式；部分小于10个月还有很强吮吸习惯的患儿可提供带口含嘴的雾化器，可使患儿同时满足口感，减少其哭闹的机会。

（2）易于配合的患儿一般使用带口含式雾化器，减少面部吸附药物。

🩺 **药师提醒**

1.根据病情选择雾化给药装置，使用布奈德混悬液时不能选择超声雾化器。

2.建议根据患儿年龄特征选择吸入装置。

参考文献

[1] 围受孕期增补叶酸预防神经管缺陷指南工作组,任爱国,张雪娟,等. 围受孕期增补叶酸预防神经管缺陷指南(2017)[J]. 中国生育健康杂志, 2017,28(5):401-410.

[2] 中华医学会围产医学分会,中国营养学会妇幼营养分会,刘兴会,等. 中国孕产妇钙剂补充专家共识(2021)[J]. 实用妇产科杂志,2021,7(5): 345-347.

[3] 中国孕产妇及婴幼儿补充 DHA 共识专家组. 中国孕产妇及婴幼儿补充 DHA 的专家共识[J]. 中国生育健康杂志,2015,26(2):99-101+107.

[4] 中华医学会围产医学分会. 妊娠期铁缺乏和缺铁性贫血诊治指南[J]. 中华围产医学杂志,2014(7):451-454.

[5] 中华医学会妇产科学分会妊娠期高血压疾病学组. 妊娠期高血压疾病诊治指南(2020)[J]. 中华妇产科杂志,2020,55(4):227-238.

[6] 王心怡,肖笛,向媛媛,等. 药师说药 孕产妇应该这样用药[M]. 广州:广东科技出版社,2020.

[7] 陈杰,司徒冰. 妊娠哺乳期用药[M]. 北京:中国医药科技出版社,2022.

[8] 托马斯·W. 黑尔,希拉里·E. 罗. 药物与母乳喂养[M]. 辛华雯,杨勇,主译. 上海:上海世界图书出版公司,2019.

[9] 王顾,宁平,马祥君. 中国哺乳期乳腺炎诊治指南[J]. 中华乳腺病杂志(电子版),2020,14(1):10-14.

[10] 任钰雯,高海凤. 母乳喂养理论与实践[M]. 北京:人民卫生出版社,2018.

[11] 中国医药教育协会儿科专业委员会,中华医学会儿科学分会呼吸学组哮喘协作组,中国医师协会呼吸医师分会儿科呼吸工作委员会,等. 儿童呼吸道感染家庭用药指导专家共识[J]. 中华实用儿科临床杂志, 2023,38(11):821-828.

［12］刘瀚旻,符州,张晓波,等.儿童呼吸系统疾病雾化治疗合理应用专家共识［J］.中华儿科杂志,2022,60(4):283-290.

［13］中华医学会,中华医学会杂志社,中华医学会皮肤性病学分会,等.儿童特应性皮炎基层诊疗指南(2023年)［J］.中华全科医师杂志,2023,22(1):8-18.

［14］中华医学会眼科学分会眼视光学组,中国医师协会眼科医师分会眼视光专业委员会.低浓度阿托品滴眼液在儿童青少年近视防控中的应用专家共识(2022)［J］.中华眼视光学与视觉科学杂志,2022,24(6):401-409.

［15］谢幸,孔北华,段涛.妇产科学［M］.9版.北京:人民卫生出版社,2018.

［16］徐丛剑,华克勤.实用妇产科学［M］.4版.北京:人民卫生出版社,2018.

［17］中华医学会妇科肿瘤学分会,中国优生科学协会阴道镜和宫颈病理学分会,马丁,等.人乳头瘤病毒疫苗临床应用中国专家共识［J］.协和医学杂志,2021,12(2):189-201.

［18］复方口服避孕药临床应用中国专家共识专家组.复方口服避孕药临床应用中国专家共识［J］.中华妇产科杂志,2015,50(2):81-91.

［19］中国医师协会妇产科医师分会,中华医学会妇产科学分会子宫内膜异位症协作组.子宫内膜异位症诊治指南(第三版)［J］.中华妇产科杂志,2021,56(12):812-824.

［20］侯佳.正确管理家庭药箱,专业药师来支招［J］.医师在线,2021,11(18):13-14.

［21］张正修.家庭小药箱管好学问多［J］.现代养生(上半月版),2021,21(8):31-32.

［22］钱佩佩,曹凯,赵亮,等.药品有效期和使用期限的探讨［J］.中国药物警戒,2018,15(7):414-418.

［23］刘佳,李春芳.如何正确使用滴眼液［J］.饮食保健,2018,5(2):131-132.

［24］中华医学会消化病学分会胃肠动力学组,中华医学会消化病学分会功能性胃肠病协作组.中国慢性便秘专家共识意见(2019,广州)［J］.中华消化杂志,2019,39(9):577-598.